Werner Giebel und Mirko Galić

Die medizinische Doktorarbeit

Anleitung zu selbständiger wissenschaftlicher Arbeit
für Doktoranden in der Medizin

Werner Giebel und Mirko Galić

Die medizinische Doktorarbeit

Anleitung
zu selbständiger wissenschaftlicher Arbeit
für Doktoranden in der Medizin

Verlag W. Kohlhammer
Stuttgart Berlin Köln

CIP-Titelaufnahme der Deutschen Bibliothek

Giebel, Werner:
Die medizinische Doktorarbeit : Anleitung zu selbständiger
wissenschaftlicher Arbeit für Doktoranden in der Medizin /
Werner Giebel u. Mirko Galić. – Stuttgart ; Berlin ; Köln :
Kohlhammer, 1990
  ISBN 3-17-010942-1
NE: Galić, Mirko:

Alle Rechte vorbehalten
© 1990 W. Kohlhammer GmbH
Stuttgart Berlin Köln
Verlagsort: Stuttgart
Umschlag: Studio 23
Gesamtherstellung:
W. Kohlhammer Druckerei GmbH + Co. Stuttgart
Printed in Germany

Inhaltsverzeichnis

Einführung 9

1.	**Vorbemerkungen zur Dissertation**	12
1.1.	Dauer einer medizinischen Doktorarbeit	14
1.2.	Zeitpunkt der medizinischen Doktorarbeit	16
1.3.	Zeitplan für die Doktorarbeit	17
1.4.	Doktorvater	19
1.5.	Thema der Doktorarbeit	20
1.6.	Aufteilung einer Doktorarbeit	21
2.	**Das Literaturstudium**	26
2.1.	Literatursuche („manuell")	26
2.1.1.	Handbücher	27
2.1.2.	Monographien und Übersichtsartikel (Reviews) ...	27
2.1.3.	Zentralblätter	28
2.1.4.	Index Medicus	28
2.1.5.	Current contents	28
2.1.6.	Science Citation Index	29
2.1.7.	Laufende Zeitschriften	29
2.2.	Literatursuche über DIMDI	30
2.2.1.	Ausfüllen eines Suchauftrages	30
2.2.2.	Der Computer-Ausdruck	33
2.2.3.	Gebühren	33
2.3.	Lesen der Originalliteratur	34
2.3.1.	Die Auswahl der Publikationen	35
2.3.2.	Das Studium der Publikationen	35
2.3.3.	Problematik des Resultatvergleichs	36
2.3.4.	Dokumentation der Publikationen	37

3.	**Gliederung und Aufbau einer wissenschaftlichen Arbeit**	39
3.1.	Einleitung und Problemstellung	41
3.1.1.	Historische Einleitung	41
3.1.2.	Problemstellung (Motivation, Zielsetzung)	43
3.2.	Material und Methoden	43
3.3.	Ergebnisse	44
3.4.	Diskussion (der Ergebnisse)	46
3.4.1.	Diskussion der Fehlermöglichkeiten	46
3.4.2.	Diskussion der Bedeutung der eigenen Ergebnisse	47
3.4.3.	Diskussion im Zusammenhang	47
3.5.	Zusammenfassung (der Ergebnisse)	50
3.6.	Literatur (-Verzeichnis)	50
3.7.	Titelseite, Widmung, Danksagung, Lebenslauf	52
3.8.	Abstract	53
3.9.	Drucklegung	53
3.10.	Kosten	54
3.11.	Empfehlung	55
3.12.	Stil	55
4.	**Spezielle Hinweise zu einzelnen Arbeitsgebieten**	59
4.1.	Biochemische und klinisch chemische Arbeiten	59
4.2.	Histochemie	62
4.2.1.	Enzymhistochemie	63
4.2.2.	Immunhistochemie	64
4.3.	Histologie	66
4.3.1.	Lichtmikroskopie	68
4.3.1.1.	Fixierung, Einbettung, Schneiden	68
4.3.1.2.	Färbung	69
4.3.1.3.	Mikrophotografie	70
4.3.2.	Elektronenmikroskopie	71
4.3.2.1.	Fixierung, Einbettung, Schneiden	73
4.3.2.2.	Färbung	73
4.3.2.3.	Analyse am Elektronenmikroskop	74
4.3.3.	Lernen der Histopathologie	74
4.3.4.	Morphometrie	75
4.4.	Klinische Untersuchungen	76
4.4.1.	Prospektive Studien	77
4.4.2.	Retrospektive Studien	78
4.5.	Tierexperimente	80
4.6.	Statistik	81

5.	Allgemeine Schlußbemerkung	86
5.1.	Vor Beginn der Untersuchungen	86
5.2.	Vor der Abgabe der Arbeit	88

6.	Anhang	89
6.1.	Erfahrungen mit einer medizinischen Doktorarbeit nach dem Examen (Autor: Ulrich Pfeil)	89
6.2.	Kriterien zur Quantifizierung der Lebensqualität (nach Karnofsky)	92
6.3.	Abbildungen 1–5	93

Sachwortregister 96

Einführung

Wissenschaftliche Arbeiten auf dem Gebiet der klinischen Medizin stellen sowohl an den Studenten wie auch an den Anleitenden (Doktorvater) besondere Anforderungen. Dies beruht nicht so sehr auf der Schwierigkeit der Materie. Die Schwierigkeiten bestehen hier vor allem wegen der geringen Information, die die Studenten zu diesem Fragenkomplex während des Studiums erhalten und der wenigen Zeit, die sowohl dem klinisch tätigen anleitenden Arzt als auch dem Studenten zur Verfügung steht.
Dadurch ist zunächst die Vermittlung von Grundkenntnissen betroffen. Beide Seiten, also sowohl der Doktorvater als auch der Student, klagen deshalb über den Ablauf solcher Arbeiten. Die Anleitenden klagen in letzter Zeit immer häufiger über die geringen Vorkenntnisse der „jungen Wissenschaftler". Dies bezieht sich vor allem auf technische Probleme. Die Studenten bedauern dagegen, daß der Anleitende zu wenig Zeit für sie hat.
Die eigene Erfahrung hat gezeigt, daß schon ein einstündiges Seminar über zehn Wochen zu diesem Thema genügend Grundtatsachen vermitteln kann, die dem Studenten außerordentlich nützlich sind. Auf Wunsch der Studenten wurden die wichtigsten Einzelheiten schriftlich niedergelegt. Aus diesem Skriptum, das das Seminar begleitet, ist nun ein selbständiges Buch geworden.
Es existieren zwar schon genügend Bücher über die Erarbeitung und die Niederlegung von wissenschaftlichen Arbeiten, besonders auf medizinischem Gebiet – was den besonderen Bedarf auf diesem Fachgebiet verdeutlicht –, aber meistens wird auf die Probleme der Anfänger nicht eingegangen.
Hier sollen vor allem die grundlegenden Anfänge dargestellt werden. Weiterführende Anleitungen liegen bereits vor. Viele einzelne Punkte entsprangen den Fragen und Anregungen von Doktoranden. Dabei zeigte sich, daß auch ein Anleitender, der selbst schon ausreichende Erfahrungen auf diesem Gebiet hat, sich gelegentlich nicht vorstellen kann, welche Aufgaben für einen Doktoranden Schwierigkeiten mit sich bringen, weil letzterer auf

dem Gebiet der wissenschaftlichen Forschung noch unerfahren ist.

Das Ziel dieses Buches ist es, Doktoranden rechtzeitig, d. h. schon vor Beginn der Arbeit, mit möglichst vielen z. T. detaillierten Kenntnissen vertraut zu machen. Dies vereinfacht die Durchführung der Doktorarbeit bzw. einer Forschungsarbeit erheblich. Die rechtzeitige und bessere Planung führt sicherlich auch zu einer ausgereifteren Arbeit.

Ohne ausreichende Planung und Organisation der technischen Abläufe bis ins Detail ist jede Arbeit von vornherein mit einem starken Handicap belastet. Begriffe wie Planung, Organisation und Übung werden heute häufig als antiquiert angesehen und deshalb belächelt und so weit zur Seite geschoben, daß sie nicht mehr anwendbar zu sein scheinen.

Hinzu kommt, daß das Hochschulstudium nicht dazu anleitet, alle technischen Vorarbeiten einschließlich der Bestellung von Materialien selbständig durchzuführen. Es ist ganz sicher sinnvoll und notwendig, daß in den Praktika, die der Student durchgeführt hat, wie anatomischer Präparierkurs, physiologisches Praktikum, physiologisch-chemisches Praktikum etc. alle Geräte und Materialien für die einzelnen Lehrversuche vom entsprechenden Personal exakt vorbereitet sind und nach dem Praktikum auch wieder gereinigt und neu hergerichtet werden. Dasselbe gilt für die Tätigkeiten der Ärzte in der Allgemeinpraxis, in der Ambulanz, auf der Station einer Klinik oder im OP etc.

Das medizinische Studium und die ärztliche Tätigkeit gestalten sich selbst durch eine meist unbeeinflußbare zeitliche Abfolge von Anforderungen, die akut erledigt werden müssen. Ein exakter mittelfristiger eigener Zeitplan ist deshalb meistens nicht erforderlich. Das selbständige Planen und Arbeiten ohne regelmäßige von außen kommende Forderungen ist ganz ungewohnt und deshalb oft nicht einfach zu bewältigen. Insbesondere der ständige Wechsel von festen Vorlesungszeiten und der selbstorganisierten Forschungsarbeit stellen erhöhte Anforderungen an den „jungen Forscher".

Bei der Dissertation wie auch bei jeder anderen wissenschaftlichen Arbeit ist der Forschende jedoch von vornherein auch in allen organisatorischen Details auf sich selbst angewiesen. An Universitätskliniken steht üblicherweise kein Personal zur Verfügung, das, wie die Schwestern und Pfleger im klinischen Bereich, im Bereich der Forschung die organisatorische Kleinarbeit übernimmt.

Jeder, der eine wissenschaftliche Arbeit beginnt, ohne sich diese notwendige Eigenständigkeit von vornherein völlig klargemacht zu haben, wird im Verlauf der Arbeit immer stärker den Eindruck gewinnen, daß er unüberwindbaren Hindernissen gegenübersteht. Wer sich aber von Anfang an bewußt ist, daß er alle Arbeiten bis ins kleinste Detail weitgehend selbständig planen und durchführen muß, wird bei ausreichender Organisation die Probleme lösen können.

Klinisch tätige Ärzte haben es häufig schwierig, sich selbst für die Forschung zu motivieren. Das persönliche Erfolgserlebnis hat der Arzt in der Klinik (insbesondere der operativ tätige) mehrmals täglich. Bei der Forschung dauert es meistens Monate oder Jahre bis sich ein Erfolg zeigt.

Es besteht deshalb eine stärkere Motivation zur direkten Hilfe für einzelne Patienten als zur Forschung, die möglicherweise vielen Patienten helfen kann, aber viel seltener zum Erfolg führt.

Es ist das Anliegen dieser Anleitung, den Studenten und jungen Assistenten für diese Aufgabe, die er im wesentlichen selbständig durchführen und planen muß, eine Hilfestellung zu geben. Vor allem soll der Hinweis auf eine vernünftige zeitliche Planung helfen, die Arbeit rechtzeitig vollenden zu können.

1. Vorbemerkungen zur Dissertation

Zur Erlangung des Doktortitels wird in der Regel eine Dissertation (Doktorarbeit) und ein Rigorosum (mündliche Prüfung) gefordert.
In der überwiegenden Zahl der Studienfächer wird die Doktorarbeit nach Abschluß der Regelstudienzeit durchgeführt. Bei den „Geisteswissenschaften" ist dieser Abschluß der Magister Artium (MA) oder das Staatsexamen. Die Naturwissenschaftler, die Techniker und die Volks- und Betriebswirte (TH, TU) beenden ihr Studium mit einem Diplom (Dipl.). Wer in diesen Fächern ein Studium abgeschlossen hat, hat bereits eine wissenschaftliche Arbeit (Diplomarbeit, Magisterarbeit, Examensarbeit) durchgeführt, bevor er mit der Doktorarbeit beginnt. Deshalb sind die Doktoranden in diesen Fächern bereits mit den grundsätzlichen wissenschaftlichen Arbeitstechniken vertraut.
In der Medizin wird die Doktorarbeit meistens während des zweiten Studienabschnittes (klinische Semester) durchgeführt. Die Dissertation ist für die Mediziner die erste wissenschaftliche Arbeit, mit der sie sich beschäftigen. Außerdem haben sie sich im Rahmen ihres Studiums keine Grundkenntnisse auf diesem Gebiet aneignen können.
Ein weiterer grundlegender Unterschied besteht darin, daß der Medizinstudent seine Doktorarbeit während des Regelstudiums beginnt und, wenn er seine Zeit entsprechend plant, auch beendet. In den übrigen Studienfächern hat der Doktorand „ganztägig" Zeit für seine Doktorarbeit. Teilweise können in den Naturwissenschaften die Doktoranden sich selbst dadurch finanzieren, daß sie Hilfsassistentenstellen bzw. halbe Assistentenstellen haben. Das heißt, sie sind bei den Seminaren und Praktika beschäftigt. In der Regel bleibt ihnen aber sowohl während des Semesters als auch in den Semesterferien mehr Zeit, als ein Medizinstudent zur Verfügung hat.
Auf die Frage, welchen Sinn eine medizinische Doktorarbeit hat, gibt es vielfältige Antworten:

Die einfachste Antwort ergibt sich aus der täglichen Praxis. Die Patienten gehen nun einmal zum „Herrn Doktor".

Diese Aussage trifft für die jetzt tätigen niedergelassenen Ärzte noch zu. Die Geburtstagstafeln des Ärzteblattes enthalten etwa 3 bis 4% Ärzte ohne den Titel Dr.med., während die übrigen ca. 96% den Doktortitel tragen. In der Zukunft wird sich das wahrscheinlich entscheidend ändern, wie aus der Statistik des Statistischen Bundesamtes hervorgeht. In Abbildung 1 sind die Zahlen von 1960 bis 1987 zusammengestellt. Dabei handelt es sich um die prozentualen Angaben der abgelegten Doktorprüfungen im Vergleich zu den insgesamt abgelegten Prüfungen (Staatsexamen, Magisterprüfungen, Diplomprüfungen) im entsprechenden Studienjahr. Damit läßt sich zwar nicht exakt aussagen, wieviel Prozent der Studenten, die ihr Regelstudium abgeschlossen haben, auch eine Doktorprüfung absolviert haben, weil beides nicht in demselben Studienjahr erledigt werden kann. Aber über den Verlauf der Jahre läßt sich relativ genau feststellen, wie groß der Anteil der promovierten Akademiker in den einzelnen Fächern ist.

Für alle Studienfächer zusammen liegt der Prozentsatz der Promovierten zwischen 15 und 20% (Abb. 1), in der Humanmedizin lag der Prozentsatz im Jahr 1970 bei 80%. In den folgenden Jahren sank der Anteil der promovierten Mediziner ständig und liegt 1987 bei 54%. Dieser Rückgang der abgeschlossenen Doktorarbeiten gilt neben der Humanmedizin auch für die Zahnmedizin und die Veterinärmediziner (Abb. 2). Falls dieser statistische Trend so anhält, folgt daraus, daß in Zukunft etwa die Hälfte der Mediziner den Doktortitel tragen und die andere Hälfte sich als Ärzte ohne Doktortitel niederlassen. Dies ist sicherlich eine deutliche Veränderung gegenüber früher. Welche Gründe dafür in Frage kommen ist nicht bekannt. Mehrere Gründe können dabei eine Rolle spielen. Es ist möglich, daß die medizinischen Doktorarbeiten schwerer geworden sind. Ebensogut ist es aber möglich, daß die Anleitung durch den Doktorvater weniger intensiv ist als früher. Außerdem kann die Steigerung der Studentenzahl in der Medizin dazu geführt haben, daß nicht mehr eine ausreichende Anzahl von Themen für Doktorarbeiten angeboten wird, die mit den Kenntnissen eines Medizinstudenten durchgeführt werden können. Jedenfalls zeigen die Erfahrungen der letzten Jahre, daß wie früher etwa 80% der Medizinstudenten eine Doktorarbeit beginnen, aber ein großer Teil die Arbeit nicht beenden bzw. abgeben.

Die Anzahl der Promovierten ist in einigen Fachgebieten steigend, so z. B. bei den Sprach- und Kulturwissenschaften (Abb. 3), bei den Rechtswissenschaften und den Mathematikern und den Naturwissenschaftlern (Abb. 4). Innerhalb der Naturwissenschaften, aber auch innerhalb aller Studienfächer bildet die Chemie eine Ausnahme (Abb. 5). Dort lag der Anteil der Promovierten von 1960 bis 1970 bei etwa 80%. Von 1975 (40%) steigt der Prozentsatz ständig und liegt 1987 mit 67% über dem bei den Medizinern.

In den meisten Fachgebieten beweist der wissenschaftliche Nachwuchs mit seiner Doktorarbeit, daß er in der Lage ist, ein umfangreiches wissenschaftliches Werk selbständig zum Erfolg zu führen. Damit qualifiziert er sich für die Tätigkeit als Forscher in der Industrie oder an der Universität.

Diese Qualifikation als selbstverantwortlicher Forscher ist für den praktisch tätigen Mediziner nicht notwendig. Der „Praktiker" sollte aber die medizinische Forschung kennengelernt haben. Das ist nur möglich, indem man sich selbst damit beschäftigt. Bisher haben fast alle Mediziner bestätigt, daß sie durch die Doktorarbeit ihren Einblick in die medizinische Forschung erweitert haben und sich dadurch häufig auch ihre Einstellung zum Beruf verändert hat.

Sicherlich ist bei der Stellensuche nach dem Staatsexamen ein promovierter Mediziner im Vorteil gegenüber denen, die keine Doktorarbeit durchgeführt oder abgeschlossen haben.

1.1. Dauer einer medizinischen Doktorarbeit

In der klinischen Medizin sollte man sich auf eine Arbeitszeit von **drei bis fünf vollen Monaten** ganztägiger Arbeit für die praktischen Untersuchungen einstellen. Dies entspricht etwa 600 Stunden, oder zwei ganzen Semesterferien. Hinzu kommen: das Literaturstudium, praktische Übungen, schriftlicher Bericht vor den praktischen Untersuchungen und das Zusammenschreiben der Arbeit.

Zeitaufwand für eine medizinische Doktorarbeit:

1. Literaturstudium acht Wochen während des Semesters
2. Praktische Übungen vier bis acht Wochen während des Semesters
3. Literaturbericht vier bis sechs Wochen während des Semesters; diese drei Tätigkeiten können gleichzeitig durchgeführt werden.

4. Durchführung der Untersuchungen
   drei bis fünf Monate ganztägig in den Semesterferien oder sechs bis sieben Monate während des Semesters.
   Dabei ist es notwendig, ganze Wochenenden für die Untersuchungen zu verwenden. Das bedeutet im Klartext: Von Freitagnachmittag bis Sonntagabend außer den notwendigen Schlaf- und Eßpausen **nur** Arbeit
5. Schreiben der Arbeit
   vier bis acht Wochen ganztägig in den Semesterferien
   drei bis vier Monate während des Semesters (mit Arbeitswochenenden)
   drei bis fünf Jahre nach dem 2. Staatsexamen während der klinischen Tätigkeit als PJ'ler oder AIP

Zu dem Punkt 5 „Schreiben der Arbeit", soll schon an dieser Stelle eine Bemerkung eingeschoben werden. „Schreiben der Arbeit" bedeutet für die meisten Medizinstudenten „Auswertung der Ergebnisse" und „Schreiben der Arbeit". Wie später noch einmal ausführlicher besprochen wird, sollte die „Auswertung der Ergebnisse" während der „Durchführung der Untersuchung" kontinuierlich erfolgen. Wenn man dies so durchführt, hat man nach Beendigung der Untersuchungen die statistischen Berechnungen und die Erstellung von Grafiken weitgehend erledigt. Das „Schreiben der Arbeit" beschränkt sich damit auf die „Formulierung". Dabei ist es nützlich, wenn nicht sogar notwendig, diese schriftliche Niederlegung direkt im Anschluß an die Untersuchungen durchzuführen, weil man einen Großteil der Fakten noch im Kopf hat. Dies klingt eigentlich logisch, wird aber in vielen Fällen nicht so verwirklicht. Je größer der Zeitraum zwischen der „Durchführung der Untersuchungen" und dem „Schreiben der Arbeit" wird, um so problematischer und langwieriger wird diese Aufgabe. Es ist also dringend anzuraten, die Doktorarbeit sofort nach der Beendigung der Untersuchungen zu schreiben. Das erleichtert und verkürzt diesen Teil der Doktorarbeit erheblich.

Man kann also die Arbeit innerhalb eines Jahres komplett erledigt haben. Weil aber von den fünf Ferienmonaten pro Jahr in der Regel zwei bis vier Monate wegen Urlaub und Famulatur für die Arbeit entfallen, verteilt sich häufig die Arbeit auf drei Semester. Es ist deshalb nicht unrealistisch, zwei Jahre für die Dissertation zu veranschlagen, weil ja Literaturstudium und Zusammenschreiben der Arbeit auch Zeit brauchen.

1.2. Zeitpunkt der medizinischen Doktorarbeit

Aus den genannten Gründen ist es empfehlenswert, sich bereits im 1. oder 2. klinischen Semester um eine Doktorarbeit zu kümmern, damit die letzten Semester und Ferien für die Vorbereitung auf das Examen zur Verfügung stehen.

Häufig wird der Einwand gebracht, daß der Medizinstudent zu einem so frühen Zeitpunkt noch zu wenig Einblick in das Fach habe, und sich auch noch nicht festlegen könne, welche klinische Ausrichtung er anstrebe. Dazu wäre folgendes zu sagen:

1. Es ist keineswegs notwendig, daß man die Doktorarbeit in dem Fach durchführt, in dem man Gebietsarzt werden will. Falls man sich schon zu Beginn der klinischen Semester fest entschlossen hat, an derselben Universität seine Gebietsarztweiterbildung zu absolvieren, kann es günstig sein, die Disseration an der gewählten Klinik durchzuführen. Dies ist aber keinesfalls eine Garantie, daß man dort auch eine Stelle als AIP und später als Assistent erhält.

Meist sind die Themen von Dissertationen so speziell, daß sie für die praktische Tätigkeit als Arzt kaum Bedeutung haben. Es ist sicherlich richtig, daß eine Arbeit über ein Thema, das sich mit grundlegenden medizinischen Problemen befaßt, wie Herz-Kreislauf, rheumatische Erkrankungen, Immunologie oder Infektionen, einen deutlichen Wissenszuwachs auf diesem Gebiet erbringt. Themen zu solchen allgemeinen Problemkreisen sind jedoch rar.

2. Die notwendigen Vorkenntnisse zur Durchführung der Doktorarbeit lassen sich in den meisten Fällen rasch aneignen. Es zeigt sich allgemein, daß man durch zwei oder drei Semester „klinischer Erfahrung" die Voraussetzungen zur Bearbeitung der speziellen Fragestellungen nicht wesentlich verbessern kann.

1.3. Zeitplan für die Doktorarbeit

klin. Semester	Semester	Ferien	Dauer d. Ferien (Monate)
1.	Seminar	Themensuche	
2.	Seminar Themensuche	1. Examen Literaturstudium	3
3.	Literaturstudium	Untersuchungen	2
4.	Meth. Übungen 1. Zusammenstellung s. Ergebnisse	Untersuchungen	3
5.	Schreiben	Schreiben/Examensvorbereitung	2
6.	Examensvorbereitung	2. Examen	

Insgesamt stehen zehn Semesterferienmonate zur Verfügung.
Davon abzuziehen sind:
Examensvorbereitung (2. und 5. Semester)   2 Monate
Famulatur   4 Monate
Urlaub   2 Monate

Somit verbleiben zwischen dem 2. und 6. Semester noch 2 Ferienmonate für die Durchführung der Doktorarbeit.
Häufig wird von Studenten eingewendet, ein solcher Zeitplan sei nicht einzuhalten. Die Untersuchungen würden sich häufig aus Gründen, die der Student nicht in der Hand hat, wesentlich verzögern. Das ist sicherlich immer wieder der Fall. Das kann aber nicht bedeuten, daß man auf eine selbstverantwortliche Planung völlig verzichtet. Bei der eigenen Zeitplanung für die Doktorarbeit sollte man also versuchen, noch einige Wochen als Reserve mit einzuplanen. Wer sich ernsthaft vornimmt, als Mediziner die Universität mit dem Doktortitel zu verlassen, wird darin auch keine Schwierigkeit sehen. Denn es ist ihm klar, daß die Doppelbelastung von Studium und Doktorarbeit und den notwendigen Famulaturen während der Semesterferien eine ganz andere Belastung bedeutet, als die vorklinischen Semester. Es soll selbstverständlich nicht verlangt werden, daß jeder Medizinstudent die entsprechenden Einschränkungen der Freizeit mit Verzicht auf größere Ferienreisen und ähnlichem auf sich nimmt. Es ist ja nicht

gefordert, daß jeder Medizinstudent eine Doktorarbeit druchführt. Doch jeder, der eine Doktorarbeit beginnt und sich ernsthaft vornimmt, sie auch zu beenden, sollte sich klar machen, daß er sich gewisse Einschränkungen selbst auferlegen muß.

Immer wieder wird in diesem Zusammenhang darauf hingewiesen, daß es möglich sei, ein zusätzliches Semester einzuschieben, um seine Doktorarbeit fertigzustellen. Das ist sicherlich sehr sinnvoll, wenn man das zu einem Zeitpunkt tut, bei dem man bereits einen großen Teil der Arbeit erledigt hat und es sich nur noch darum handelt, die Ergebnisse zu komplettieren und die Arbeit zu schreiben. Während des Studiums kann ihnen die Fakultät kein „Freisemester" bewilligen, wenn die Begründung dafür die Doktorarbeit ist.

Wer nach dem zweiten Staatsexamen bis zum Beginn des praktischen Jahres ein halbes Jahr für seine Doktorarbeit einplanen will, muß verschiedene Punkte berücksichtigen. Diese Zeit kann nur dann wirklich uneingeschränkt für die Doktorarbeit genutzt werden, wenn die finanzielle Situation abgesichert ist. Wer seinen Lebensunterhalt durch Jobben (z. B. durch Nachtwache) selbst bestreiten muß, ist während dieser Zeit nicht voll einsatzfähig. Dadurch wird die Doktorarbeit meistens verzögert.

Selbst wenn die finanzielle Situation absolut gesichert ist, ist es nicht sinnvoll, erst nach dem zweiten Examen nach dem Thema für eine Doktorarbeit zu suchen. Dadurch geht für die eigentliche Arbeit zu viel Zeit verloren. Außerdem steht man zeitlich unter Druck und kann sich seine Arbeit nicht sorgfältig auswählen. Es ist also ratsam, sich schon rechtzeitig vor dem zweiten Staatsexamen um das Thema einer Arbeit zu kümmern und sich in die Literatur sowie in die Methoden und Techniken so weit einzuarbeiten, daß man nach dem Examen sofort und gezielt mit den Untersuchungen beginnen kann.

Aus eigener Erfahrung ist es „günstiger", die Doktorarbeit während des Studiums zu beginnen und zu beenden, als ein zusätzliches halbes Jahr zwischen dem zweiten Staatsexamen und dem praktischen Jahr einzuschieben.

Es ist sehr ratsam, sich an diesen Zeitplan zu halten. Damit kann man sicherstellen, daß die Dissertation geschrieben und abgegeben ist, bevor man mit den Vorbereitungen für das zweite Staatsexamen beginnt.

Früher wurde vorgeschlagen, die Arbeit nach der 2. Ärztlichen Prüfung zu schreiben. Während der Tätigkeit an einer Klinik im PJ oder als AIP bleibt jedoch viel weniger Zeit als zumeist angenommen wird. Dadurch verzögert sich die Fertigstellung der Dissertation erheblich, meisten um drei bis fünf Jahre. Ein beträchtlicher Teil der Doktoranden erreicht sein Ziel zu promovieren sogar nie. Siehe dazu: Erfahrungen mit einer medizinischen Doktorarbeit nach dem Examen (S. 89).

1.4. Doktorvater

Jeder Habilitierte kann in eigener Verantwortung Dissertationen vergeben. Auch ein Nicht-Habilitierter kann „de facto" Doktorvater sein, wenn ein Habilitierter „de jure" die Verantwortung übernimmt.*
Der Doktorvater soll die selbständige wissenschaftliche Arbeit anleiten. Er muß also wesentlich mehr Überblick über das entsprechende Fach und das spezielle Thema haben als der Doktorand, was in der Regel der Fall ist. Außerdem sollte er in der speziellen Thematik einigermaßen belesen sein. Das heißt, daß er wenigstens einige Publikationen über dieses Thema aus den letzten Jahren selbst gelesen und/oder in seiner Literaturkartei festgehalten hat.
Hier ist es für den Studenten durchaus sinnvoll, bei den Besprechungen über die Vergabe des Themas genau hinzuhören. Auch als wissenschaftlicher Anfänger, der der Medizinstudent zu diesem Zeitpunkt ja ist, ist er in der Lage festzustellen, ob die Vorstellungen des Doktorvaters präzise sind und inwieweit er den Ablauf der Arbeit abschätzen kann. Besonders günstig ist es, wenn der Doktorvater über diesen Themenkreis, zu dem die zu vergebende Arbeit gehört, selbst schon einige Publikationen geschrieben hat.
Doktorarbeiten zu übernehmen, die für die entsprechende Klinik „Pilotprojekte" sind, sollten sich nur diejenigen Studenten zutrauen, die absolut überzeugt sind, daß sie technische und wissenschaftliche Probleme selbständig und ohne intensive Anleitung lösen können. Man sollte von sich selbst wissen, daß man auch bei

---

* In der klinischen Medizin werden die Doktoranden häufig von erfahrenen Assistenten angeleitet, wie die Praxis zeigt. Dies umfaßt die gesamte Betreuung von der Vergabe des Themas bis zur verantwortlichen Erstellung der Beurteilung.

mittleren bis größeren Frustrationen aktiv und intensiv weiterarbeiten kann.

Es ist für einen Doktoranden mißlich, wenn er im Verlauf der Doktorarbeit feststellt, daß sein Doktorvater über das Arbeitsgebiet nicht ausreichend informiert ist. Außerdem sollte man sich informieren, ob der Doktorvater ausreichend Zeit hat bzw. sich nehmen will, um regelmäßig (etwa alle ein bis zwei Monate) das Erarbeitete zu besprechen.

Praktischer Hinweis: Einfach losmarschieren und in verschiedenen Kliniken gleichzeitig fragen. Manche Kliniken haben Listen, in denen Themen angeboten werden. Vorinformationen darüber, wer regelmäßig Doktorarbeiten vergibt, kann man sich in den Bibliotheken der einzelnen Kliniken holen, wo die bisherigen Dissertationen ausliegen.

1.5. Thema der Doktorarbeit

Das Thema einer medizinischen Doktorarbeit legt in der Regel der Doktorvater fest. Es kommt in der Medizin praktisch nie vor und ist auch in anderen Fächern nicht üblich, daß ein Student mit einem Themenvorschlag an einen Habilitierten herantritt mit der Bitte, dieses Thema als Dissertation zu akzeptieren.

Bevor man als Doktorand ein Thema endgültig akzeptiert, sollte man klären, ob die zur Durchführung der Untersuchungen *notwendigen Methoden* an der Klinik bzw. dem Institut geläufig sind und sich Personen finden lassen, die den Doktoranden bereitwillig einweisen und bei auftretenden Schwierigkeiten weiterhelfen wollen. Dabei sollte man sich informieren, wie alle einzelnen methodischen Schritte ablaufen. Dies gilt auch für die Statistik.

In den Bibliotheken der einzelnen Kliniken bestehen Sammlungen der bereits abgeschlossenen Dissertationen. Aus der Sammlung kann man ersehen, welche Themenkreise in der betreffenden Klinik bearbeitet wurden. Hier finden sich auch Anhaltspunkte über „Serien".

Damit sind Doktorarbeiten gemeint, die thematisch in einem engen Zusammenhang stehen. Solche Arbeiten aus einer Reihe ähnlicher Themen zu derselben Problematik haben den Vorteil, daß man von „Vorgängern" hinreichend genau über die Methoden und deren Anwendung informiert werden kann.

Während es durchaus keine „Schande" ist, einen Themenvorschlag nach einer gewissen Bedenkzeit an den Doktorvater zurückzugeben, gebietet es jedoch die Höflichkeit, ihn zu informieren, wenn man ein Thema nicht bearbeiten will.

Hat man ein Thema angenommen, wird das vom Doktorvater auf einer vorgedruckten Karte dem Dekanat mitgeteilt. Merkblätter für Doktoranden sind über den Doktorvater erhältlich. Günstig ist es, sich sofort ein Protokollheft zuzulegen, in dem Literatur, Methoden und Bezugsquellen festgelegt werden.

Viele Medizinstudenten meinen, sie müßten mit ihrer Doktorarbeit eine beachtliche wissenschaftliche Leistung erbringen. Es sollte möglichst in die Nähe des Nobelpreises führen – aber darf nicht länger als drei Monate dauern. Die große wissenschaftliche Leistung ist nicht das Ziel einer üblichen medizinischen Doktorarbeit an einer Klinik. Der Student soll sich einmal wissenschaftlich betätigt haben. Dabei geht es um das Lesen von Originalliteratur und das Kennenlernen der Umstände klinischer Forschung.

Man sollte es möglichst vermeiden, Arbeiten zu übernehmen, die terminlich gebunden sind (wichtige Vorträge oder Publikationen des Doktorvaters). Einerseits zwingt man sich dadurch selbst, die Arbeit bis zu einem gewissen Zeitpunkt fertigzustellen, andererseits setzt man sich gleichzeitig einem gewissen Zeitdruck aus. Der zeitliche Ablauf kann sich sehr verzögern durch Ereignisse, die der Student nicht zu verantworten hat (z. B. Reparatur von Geräten, Bestellung von Chemikalien oder anderen technischen Hilfsmitteln, einbestellte Patienten erscheinen nicht, Krankenblätter sind unauffindbar und ähnliches mehr).

1.6. Aufteilung einer Doktorarbeit

Wie jede wissenschaftliche Arbeit läßt sich auch die medizinische Doktorarbeit in drei Teile gliedern:
1. Theoretische Einarbeitung in die Problemstellung und praktische Einübung der Tätigkeit.
2. Durchführung der Untersuchungen.
3. Schriftliche Niederlegung der Untersuchungsergebnisse.

Es wird häufig nicht bedacht, daß außer den Untersuchungen auch ein **Literaturstudium** notwendig ist, um eine Dissertation schreiben zu können.

Es empfiehlt sich, das Literaturstudium vor dem Beginn der Untersuchungen durchzuführen. Dadurch erhält man einen besseren Überblick vor der eigentlichen Arbeit und kann die Versuche bzw. Studien besser planen. Es ist sehr ratsam, das Literaturstudium mit einem schriftlichen **Bericht** abzuschließen, den man dem Doktorvater vorlegt. Dieser Bericht sollte enthalten (auf insgesamt etwa fünf bis zehn Seiten):
1. Einleitung und Problemstellung
2. Material und Methoden
3. Geplante Untersuchungen
4. Literaturverzeichnis

Erläuterungen zu 1, 2 und 4 finden sich im Kapitel 3. Bei Punkt 3 sollte der Umfang der Untersuchungen festgelegt werden (Zahl der Patienten, Anzahl der Versuchstiere).

Dazu ist es für den Studenten notwendig, sich einigermaßen mit der Materie vertraut gemacht zu haben. Die Anzahl der durchzuführenden Versuche bzw. Untersuchungen sagt noch nichts über die Länge der Arbeit aus. Eine klinische Studie über 500 Patienten, die retrospektiv angelegt ist, kann schneller abgeschlossen sein als eine prospektive Studie über 50 Patienten. Dabei kommt es im wesentlichen darauf an, wieviele Patienten der entsprechenden Krankheit und ihrer speziellen Therapie in der Klinik, in der man seine Doktorarbeit durchführt, jährlich behandelt werden. Diese Zahlen können sehr unterschiedlich sein. Ohne genaue Kenntnisse dieser Zahlen läßt sich der Umfang einer Arbeit nicht präzise festlegen.

Günstig ist es, wenn die Klinik über eine Basisdokumentation verfügt, aus der man die Zahlen entnehmen kann. Aber die Anzahl allein ist noch nicht maßgebend für den Umfang der Doktorarbeit. Entscheidend ist auch der Umfang der Untersuchung bzw. der Auswertung für jeden einzelnen Patienten. Sinngemäß gilt dies auch für Laboruntersuchungen, Pathologie, tierexperimentelle Studien usw.

Wenn beide „Parteien" sich bei „geplanten Untersuchungen" geeinigt haben, entfallen die lästigen Diskussionen, die gegen Ende der Untersuchungen auftreten können, ob das erarbeitete Material für die Arbeit ausreicht oder nicht. Diese Abstimmung erfordert natürlich ein gewisses Mitdenken von beiden Seiten zu einem recht frühen Zeitpunkt.

Ist ein solcher Bericht angefertigt, „steht" schon ein Teil der Doktorarbeit. Die Abschnitte „Einleitung", „Material und Methoden" und „Literaturverzeichnis" können meistens ohne wesentliche Veränderungen in die Niederschrift der Dissertation übernommen werden.

Das Vorlegen eines schriftlichen Berichtes ist aus mehreren Gründen sehr zu empfehlen:

1. Anhand der Literatur hat man sich bereits mit dem Thema vertraut gemacht.
2. Man ist in der Lage, im Verlauf der Untersuchungen zu geeigneter Zeit die **Zwischenbilanz** durchzuführen, die eine Kontrolle über die Richtigkeit des eingeschlagenen Weges ermöglicht.
3. **Die schriftliche Abfassung** zwingt dazu, den Grund bzw. das **Motiv zur Durchführung** dieser Arbeit selbständig zu formulieren.

Dabei stellt sich häufig heraus, daß einem noch einige Kenntnisse fehlen. Zum anderen hat man das Ziel der Untersuchungen einmal selbst formuliert. Das haftet besser als jede noch so vernünftige Erläuterung eines anderen.

In jedem Fall sollte man vor Beginn der eigentlichen Untersuchungen, am besten während des Semesters, alle voraussehbaren Tätigkeiten intensiv üben. (Lesen Sie dazu auch Absatz 1 von Kapitel 4, S. 59).

Das gilt außer für Laborarbeiten auch für Röntgen, EKG, EEG usw. und auch für **Krankenblattauswertung und die Statistik.** Es kann nicht oft genug darauf hingewiesen werden, daß auch die „einfachen Krankenblattauswertungen" bzw. „Klinische Studien" mehr Probleme enthalten können, als der Anfänger vermutet. (Siehe dazu „Klinische Untersuchungen" Kapitel 4.4; S. 76).

Der Doktoran sollte folgendes bereits im Vorfeld prüfen oder sicherstellen:

– Wo befinden sich Dinge (z. B. Apparate), die unbedingt benötigt werden?
– Wann sind diese Dinge verfügbar?
– Muß die Beschaffung von Materialien o. ä. veranlaßt werden und – falls ja – wann muß dieses geschehen?

Wenn man jede Tätigkeit, die zur Durchführung der Untersuchung notwendig ist, kennengelernt hat, sollte man einen „Probelauf" durchführen. Das bedeutet, daß man an einigen Krankenblättern oder Experimenten alle einzelnen Schritte durchführt.

Warnung vor eigenen methodischen Neuerungen:

Die Durchführung der Methoden ist in den Kliniken in den allermeisten Fällen umfangreich erprobt. Meistens steht auch eine erfahrene technische Hilfskraft zur Verfügung, von der man sich einarbeiten lassen kann und die einem bei Schwierigkeiten berät.
Immer wieder kommt es vor, daß die Studenten meinen, die im entsprechenden Labor angewandten Techniken seien zu primitiv oder ungenau, nur weil sie im Verlauf ihres Studiums von moderneren bzw. exakteren Methoden gehört haben. Ich muß hier eindringlich davor warnen, ohne große eigene technische Erfahrung neue Verfahren einführen oder anwenden zu wollen. Einmal ist mit Sicherheit vorauszusehen, daß Sie die technischen Hilfskräfte verärgern und ihre Unterstützung verlieren. Diese schalten dann in der Regel auf stur und denken: „Wenn der Herr Student alles besser weiß, dann soll er uns auch mal zeigen, daß er es auch besser kann."
Es folgt das Zitat eines erfahrenen Doktorvaters:
„Schon häufig habe ich erlebt, daß Studenten im vollsten Vertrauen auf die eigenen Fähigkeiten und voller Elan altbewährte Methoden 'verbessern' wollten. Sie gehen die Sache dann so an, als wäre ihnen die Fortbewegung zu Lande auf Rädern zu altertümlich, weil altbewährt. Wenn ihnen aber dann nicht innerhalb von wenigen Wochen der entscheidende Durchbruch zu modernster Methodik gelingt, waren selbstverständlich das Thema und der Doktorvater daran Schuld. Deshalb muß beides gewechselt werden."
Deshalb nochmals die ernsthafte Mahnung: Unterschätzen Sie nicht die Fähigkeiten von routiniertem technischem Personal und überschätzen Sie nicht Ihre eigenen technischen Fähigkeiten.
Diese Warnung gilt auch für die Datenverarbeitung. Das Erstellen neuer spezieller Programme für den Eigenbedarf ist sehr zeitaufwendig und nicht immer erfolgreich.

Für das Literaturstudium benötigt man in der Regel ca. zwei Monate, wenn man sich ganztägig damit beschäftigt. Ein Literaturstudium ist auch bei den sogenannten statistischen Arbeiten notwendig. Es ist empfehlenswert, das Literaturstudium während

eines Semesters durchzuführen, da bei der Beschaffung von spezieller Literatur (Ausleihen bei der UB, Kopieren von Originalarbeiten) immer mit Wartezeiten gerechnet werden muß. Für die Abfassung des schriftlichen Berichtes vor Beginn der Untersuchungen sollte man ca. vier bis sechs Wochen veranschlagen.
Nach dem Bericht sollte man mit der praktischen Durchführung der Untersuchungen Erfahrungen sammeln. Dies läßt sich ohne weiteres während des Semesters durchführen.
Praktische Übungen in dem Semester vor Beginn der Untersuchungen sind ausgesprochen günstig. Sie können dadurch nicht nur die entsprechenden Fähigkeiten erwerben, sondern sind auch sicher, daß alle Materialien, die Sie verwenden, vorrätig sind (eventuell Liste des Notwendigen bzw. Nachbestellungen: Geräte, Chemikalien, Unterlagen).

Wichtig:

Der Doktorand sollte sich rechtzeitig daran gewöhnen, für die Beschaffung von Geräten, Chemikalien und anderen Materialien selbst Sorge zu tragen.
Es ist wichtig, rechtzeitig bei der Versuchsplanung auch die Statistik zu berücksichtigen.
Es gibt kein Hilfspersonal für Studenten.

Die Vorarbeiten betreffen nicht nur experimentelle Untersuchungen. Auch bei Krankenblattstudien, die statistischen Charakter haben, ist es nützlich, wenn man vorher weiß, wo die betreffenden Fälle zu finden sind und wie die einzelnen Diagnosen, Behandlungen usw. auf den Karten notiert sind.
Die meisten Studenten vergessen, daß die „klinischen Arbeiten" (Krankenblattstudien) eine umfangreiche Statistik erfordern. Nur wer Statistik bzw. Biomathematik und medizinische Datenverarbeitung **gern** betreibt, sollte entsprechende Themen übernehmen. (Siehe dazu Kapitel 4.4, S. 76).
Wenn diese Punkte (Literatur und Einarbeitung) rechtzeitig erledigt sind, ist es ohne weiteres möglich, in drei bis fünf Monaten (Sommersemesterferien) ganztägig den gesamten praktischen Teil durchzuführen, wie die Erfahrung gezeigt hat.

2. Das Literaturstudium

Vor Beginn der Untersuchungen sollte man sich anhand der vorhandenen Literatur über den Stand der Forschung auf dem Themengebiet der Doktorarbeit informieren. Man sollte sich auch auf Nachbargebiete, die in enger Beziehung zum Thema stehen, etwas belesen. Bei den meisten Untersuchungsmethoden ist es empfehlenswert, wenn man sich wenigstens einen groben Überblick über Detailfragen oder Alternativen verschafft, um mit der geplanten Methode kritisch arbeiten zu können.

Die Notwendigkeit des Literaturstudiums vor dem Beginn der praktischen Arbeit kann nicht oft genug betont werden. Mit dem bis zur Übernahme eines Themas aus Lehrbüchern für Studenten angeeignetem Wissen läßt sich eine Doktorarbeit nicht erfolgreich durchführen. Es sind wesentlich umfangreichere spezielle Fachkenntnisse erforderlich. Dabei ist es nicht ausreichend, sich mit einer Computer-Literatursuche zu begnügen. Insbesondere für den Anfänger ist die „manuelle Literatursuche" unumgänglich. Ohne die Kenntnisse aus einem „Handbuch" ist man nicht in der Lage, die neueste Originalliteratur zu verstehen. Das hier angegebene Verfahren bzw. die Reihenfolge bei der Literaturarbeit sollte vom Anfänger möglichst eingehalten werden. Vielen mag der „theoretische Ballast" vor Beginn der Untersuchungen „lästig" vorkommen. Aber es lohnt sich, wenn die Arbeit reibungslos verlaufen soll.

2.1. Literatursuche („manuell")

Für den Medizinstudenten ist das Hauptproblem in der Regel, die betreffende Literatur aufzufinden.

2.1.1. Handbücher

Handbücher geben meistens einen umfassenden Überblick über das betreffende Thema und den Zusammenhang mit Nachbargebieten. Weil Handbücher im allgemeinen vor etwa drei bis zehn Jahren verlegt worden sind, können sie nicht den neuesten Stand der Forschung beinhalten. Ist z. B. ein Handbuch 1988 erschienen, so ist die neueste dort verarbeitete Originalliteratur von 1986. Es bleibt also eine große Lücke bis zum heutigen Stand.
Dennoch sind die Handbuchartikel für die erste Einarbeitung in das Thema sehr wichtig.
Die Handbücher umfassen die wichtigsten Grundlagen der Anatomie, Physiologie, Anamnese und Therapie der einzelnen Spezialgebiete der klinischen Fächer. Sie beinhalten das Grundwissen, das ein klinisch tätiger Arzt zur erfolgreichen Arbeit benötigt. Ohne dieses Grundwissen ist es dem Doktoranden nicht möglich, sich sinnvoll und fachgerecht mit seinem Doktorvater zu unterhalten.
Handbücher gibt es in jedem klinischen Fach. Der Titel lautet meistens „Handbuch der inneren Medizin", „Handbuch der HNO-Heilkunde" oder entsprechend. Diese Handbücher sind in den Bibliotheken der entsprechenden Klinik vorhanden. Der Umfang dieser Handbücher ist beträchtlich. Meistens sind es zehn bis zwanzig Bände.

2.1.2. Monographien und Übersichtsartikel (Reviews)

Für viele Spezialgebiete gibt es Monographien. Dabei handelt es sich um Bücher, in denen ein Teil des Fachgebietes umfangreich abgehandelt wird. Auch hier sind Anatomie, Physiologie, Pathologie usw. bearbeitet. Die Monographien sind in der Regel auf einem neueren Wissensstand als die Handbücher. Ähnliches gilt für Reviews. Dies sind häufig ausführliche Artikel in Fachzeitschriften, welche viel neuere Literatur enthalten, aber häufig nicht so umfangreich wie die Handbuchartikel sind. Meistens werden die Kenntnisse des Handbuchs vorausgesetzt.

2.1.3. Zentralblätter

Zentralblätter umfassen Referate über Originalarbeiten, die bis zu einem Jahr an das laufende Datum heranreichen. Wird die Literatursuche 1988 durchgeführt, so findet man in den Zentralblättern oder Jahrbüchern die Literatur bis 1986 fast komplett und von 1987 nur noch einen Teil. Die Literatursuche in den Zentralblättern wird dadurch sehr erleichtert, daß die Fachrichtungen in Arbeitsgebiete gegliedert sind. So findet sich im Zentralblatt für HNO-Heilkunde ein Abschnitt „Innenohr", der in „Anatomie", „Physiologie" etc. unterteilt ist. Dasselbe gilt für „Excerpta medica" und „Index medicus". Jeder Student sollte wenigstens die Excerpta medica regelmäßig „befragen". (Standort: UB, Bibliographiensaal).
Man findet die betreffenden Zentralblätter in den Kliniks- bzw. Institutsbibliotheken (Beispiel: Zentralblatt für HNO-Heilkunde steht in der Bibliothek der HNO-Klinik. Das Zoologische Jahrbuch steht in der Bibliothek des Zoologischen Instituts).

2.1.4. Index Medicus

Der Index Medicus ist eine monatlich erscheinende Publikation, die alle relevanten Veröffentlichungen der letzten Zeit enthält. Die Wissensgebiete sind nach Sachgruppen geordnet. Dabei werden zur Gliederung festgelegte „Schlüsselwörter" (Keywords) verwendet. Bevor man den Index Medicus benutzt, sollte man sich mit der Gliederung der Keywords vertraut machen. Die Kenntnisse der Keywords sind zudem wichtig für die Computer-Literatursuche, weil von DIMDI bzw. MEDLARS die Keywords benutzt werden.

2.1.5. Current contents

Current contents füllen die Lücke bis zum laufenden Datum. In diesem Heft wird von den wichtigsten internationalen wissenschaftlichen Publikationsorganen das Inhaltsverzeichnis des letzten Heftes abgedruckt. Current contents erscheint wöchentlich. Diese Zusammenstellung ist so aktuell, daß z. B. die Inhaltsübersicht von einer Zeitschrift dort bereits vorliegt, bevor das betreffende Heft über den Handel die Bibliothek erreicht hat. „Current contents" hat den Nachteil gegenüber den Zentralblättern, daß die einzelnen Artikel nicht nach Fachgebieten geordnet sind, sondern nur nach einzelnen Zeitschriften. Es ist also notwendig, die Inhaltsverzeichnisse aller Zeitschriften durchzulesen, in denen Publikationen veröffentlicht sein könnten, die die Doktorarbeit betreffen.

Für jeden, der wissenschaftlich arbeiten will, empfiehlt es sich, regelmäßig die Current contens zu konsultieren. Current contents erscheint in mehreren Serien. Die Serie, die für experimentelle Arbeiten interessant ist, nennt sich „life science" und beinhaltet neben der Medizin auch Biochemie, Physiologie, Zoologie, Botanik, Agrarwissenschaften, Veterinärmedizin und ähnliches. Die speziell klinisch orientierten Zeitschriften enthält die Serie „Clinical Medicine".

Die „Current contents" enthalten auch ein Stichwortverzeichnis, in dem alle in den Titeln der Arbeiten enthaltenen Wörter aufgeführt sind.

2.1.6. Science Citation Index

Der Science Citation Index ermöglicht es, Publikationen anhand der Namen von Autoren aufzufinden. Dazu ist es allerdings notwendig, daß man bereits weiß, welche Autoren sich regelmäßig mit dem betreffenden Sachgebiet beschäftigen.

2.1.7. Laufende Zeitschriften

Laufende Zeitschriften stehen in den Bibliotheken der einzelnen Kliniken. Man sollte sich daran gewöhnen, wenigstens die Inhaltsverzeichnisse regelmäßig durchzulesen. Dadurch ist man informiert, welche neuesten Ergebnisse auf dem betreffenden Wissensgebiet vorliegen.

2.2 Literatursuche über DIMDI

Aufgaben des Instituts und seine Dienstleistungen:
DIMDI ist 1969 errichtet worden und gehört zum Geschäftsbereich des Bundesministers für Jugend, Familie und Gesundheit.
DIMDI übernimmt von verschiedenen Literaturbasen (MEDLARS, EMBASE, BIOSIS etc.) die Datenträger, die in elektronischer Datenverarbeitung erfaßt, gespeichert und zugreifbar gemacht werden. Diese Daten werden über den eigenen Computer und das daran angeschlossene Netz von Terminals zur Verfügung gestellt.
Die einzelnen wissenschaftlichen Arbeiten aus vielen Publikationsorganen werden von Fachleuten gelesen und mit entsprechenden Fachwörtern (Keywords) versehen, an denen der Computer je nach gewünschtem Gebiet die Zugehörigkeit bestimmt. Die Keywords entsprechen im wesentlichen der Aufteilung von Index Medicus (s. 2.1.4.). Es ist ratsam, sich vor Benutzung von DIMDI mit dem System der Keywords vertraut zu machen. Da die Keywords alle englisch sind, ist es notwendig, sich ebenso in die spezielle Terminologie des Gebietes, das bearbeitet werden soll, einzuarbeiten. Viele medizinischen Ausdrücke sind so speziell, daß man nicht erwarten kann, daß der Sachbearbeiter von DIMDI auf Anhieb die englischen Ausdrücke weiß, bzw. in Nachschlagwerken findet.
Nach etwa ein bis zwei Wochen erhalten Sie einen Computerdruck mit Quellennachweisen zu dem angegebenen Thema aus Köln, auf besonderen Wunsch auch monatlich die neu hinzukommenden Quellen. Für Doktoranden ist es empfehlenswert, einen Suchauftrag auszufüllen, auch wenn man persönlich zur Anschlußstelle geht. Dies hilft, sich vorher etwas Klarheit über das Gebiet und seine Terminologie zu verschaffen. Eine Rücksprache mit dem Doktorvater nach dem Ausfüllen des Suchauftrages ist ratsam, um eventuelle Fehlinterpretationen zu vermeiden.

2.2.1. Ausfüllen eines Suchauftrages

Studenten geben im ersten Teil die Klinik an und als Absender ihre Privatanschrift. Wenn Doktoranden die Klinikadresse angeben, könnte es sein, daß die Sendung von der Poststelle (Pförtner) als unzustellbar zurückgeschickt wird, weil die Namen der Doktoranden dort nicht bekannt sind.

Ausführliche Problemstellung

Hier sollte die Fragestellung, die man bearbeiten will, in zwei bis drei Sätzen frei formuliert werden. Außerdem kann es nützlich sein, das Gebiet mit Keywords (in engl. Terminologie) zu umschreiben. Falls ein Gebiet sehr umfangreich ist, erscheint eine Aufgliederung in Teilgebiete sinnvoll. Bei zu allgemein gefaßten Fragestellungen kann es vorkommen, daß bis zu 1000 Literaturbelege vom Computer geliefert werden. Falls es sich nicht um eine reine Literaturarbeit handelt, ist die Bearbeitung einer so umfangreichen Sammlung ganz entschieden zu zeitaufwendig.
Für neue Benutzer empfiehlt sich nach vorheriger Terminabsprache ein persönlicher Besuch bei der Informationsvermittlungsstelle. Dabei können auch die Vorteile des direkten Datenzugriffs am besten genützt werden.

„*Nennen Sie zwei bis drei Ihnen bereits vorliegende relevante Arbeiten...*"

Für Studenten, die noch nicht an das Arbeiten mit wissenschaftlicher Primärliteratur gewöhnt sind, empfiehlt es sich, vor dem ersten Suchantrag wenigstens einige Originalarbeiten gelesen zu haben. In der Regel kann der Doktorvater einige relevante Arbeiten nennen. Zudem kann der Doktorand Hinweise auf die neuere Literatur in den Excerpta Medica, in entsprechenden Zentralblättern oder in den laufenden Fachzeitschriften finden.
Man sollte diesen Teil durchaus ernst nehmen! Auf diese Weise ist eine Kontrolle möglich, ob die Problemstellung (Keywords) mit der relevanten Literatur übereinstimmt. Bedenken Sie bitte, daß ein Computer sich nicht ausdenken kann, was Sie wünschen. Er kann nur diejenigen Arbeiten aussortieren, die Sie anhand der Problemstellung bzw. Keywords beschrieben haben.
Ein Zugang vor 1964 ist nicht möglich. Die Nennung von älteren Arbeiten kann entfallen, wenn man neuere Publikationen angegeben hat.

Sprachen

Es ist notwendig, hier „Englisch" und „Französisch" anzukreuzen, auch wenn Sie diese Sprachen nicht fließend beherrschen. In der Regel enthalten alle Publikationen Tabellen und Grafiken bzw. Fotografien, die man auch ohne besondere Sprachkenntnisse „versteht". Bei einer Beschränkung auf „Deutsch" fehlen viele wichtige Publikationen. Es ist zweckmäßig auch alle weiteren Sprachen anzukreuzen. Durch diese Erweiterung wird der Literaturnachweis bei medizinischen Themen in der Regel nicht sehr vergrößert. Zum „Verstehen" solcher Arbeiten in russisch oder japanisch gilt das bereits oben gesagte.

Reviews gewünscht

Für Doktoranden ist es nützlich, auch die Übersichtsarbeiten abzufragen, da man sich anhand dieser „Reviews" einen Überblick verschaffen kann.

„Für welchen Zweck..."

Hier sollte der Student „Dissertationen" angeben, auch wenn der Doktorvater einen Vortrag bzw. eine Publikation dieser Ergebnisse plant.

„Ich lege Wert auf..."

Am besten ist es, zunächst eine eng angelegte Suchformulierung anzukreuzen. Falls einem das „Ergebnis" zu „mager" erscheint, kann man immer noch eine breit angelegte Suchformulierung bearbeiten lassen.

„Ich gebe in Auftrag..."

Hier sollte man sowohl die einmalige als auch die monatliche Bibliographie ankreuzen. Für Doktoranden empfiehlt es sich, die einmalige Bibliographie auch für weiter zurückliegende Jahre in Auftrag zu geben.

2.2.2. Der Computer-Ausdruck

Die Literaturzusammenstellung wird vom Computer auf DIN-A5-Bögen ausgedruckt. Jede Antwort enthält zunächst einige „Titelseiten":
Zuerst die Anschrift, dann einige Daten von der Bearbeitung, eine Erläuterung der Abkürzungen, eine Zusammenstellung der benutzten Keywords und evtl. noch weitere Angaben über den Suchvorgang.
Die Literaturangaben enthalten als Kopf jeweils den Zeitraum, für den die Literatur zusammengestellt wurde, z.B. 8101–8412 bedeutet: von Januar 1981 bis Dezember 1984 und das Datensystem, hier Medlars.
Es folgen die bibliographischen Daten mit den Mainheadings (Keywords etc.), unter denen diese Arbeit registriert wurde, und eventuell ein Abstract (AB).
Die Informationen unter CT und AB geben einem die Möglichkeit zu beurteilen, ob es sich lohnt, die Arbeit im Original zu lesen. Gegebenenfalls kann man sich beim Autor einen Sonderdruck bestellen, was aber nur bei neuesten Arbeiten sinnvoll ist (bis ca. 12 Monate zurückliegend). Wenn die Adresse des Autors nicht im DIMDI-Ausdruck aufgeführt ist, muß man sich den Artikel in einer Bibliothek besorgen.

2.2.3. Gebühren

Erteilung einer Einzugsermächtigung

Sie berechtigt die Universitätskasse, nach Eingang der Quartalsabrechnung von DIMDI – nachdem Sie von der Universitätsbibliothek über die Höhe der Kosten benachrichtigt worden sind – die für den Suchauftrag anfallenden Gebühren von Ihrem Konto abzubuchen.

Bestätigung des die Arbeit betreuenden Hochschullehrers

Das unterzeichnete Formular muß bei der Informationsvermittlungsstelle vorgelegt werden, und zwar bevor die Literatursuche in Auftrag gegeben wird, falls die Klinik oder das betreffende Institut die Kosten übernimmt. Das Formular kann nachgereicht werden, falls der Benutzer Selbstzahler ist. Wird keine Unterschrift nachgereicht, wird dem Auftraggeber die Rechnung in voller Höhe gestellt.

Gebühren für eine Literatursuche

Die einzelnen Bundesländer bezuschussen die anfallenden Kosten für eine Literatursuche für Universitätsangehörige (wissenschaftliches Personal) und für Studenten, soweit sie eine Bescheinigung ihres Hochschullehrers vorweisen.
Die Förderung erfolgt unter Haushaltsvorbehalt, d.h., die derzeit geltenden Gebühren können sich jederzeit ändern.
Die Gebühren werden folgendermaßen berechnet: zwölf Minuten (Anschaltzeit) kosten DM 8,40. In den Gebühren sind 100 Zitate und Porto enthalten. Hundert weitere Zitate werden vom Land nicht bezuschußt, die Kosten werden in voller Höhe weitergegeben.
Für nicht berechtigte Benutzer wird pro Zwölf-Minuten-Takt DM 28,– und für 100 Zitate DM 12,– in Rechnung gestellt (s. 3.3.2.).
Die durchschnittliche Suchdauer beträgt ca. 20 Min. und ergibt meist unter 100 Zitate. Die Kosten belaufen sich demnach für Doktoranden meist zwischen DM 40,– und max. DM 80,–.

2.3. Lesen der Originalliteratur

Man sollte sich nicht darauf beschränken, nur das in Zentralblättern oder Handbüchern Erwähnte zur Kenntnis zu nehmen. Es ist nicht selten, daß bei genauem Lesen des dort erwähnten und zitierten Originals das Faktum, welches man zitiert gefunden hat, gar nicht bewiesen oder widerlegt worden ist.
Man sollte die Originalliteratur möglichst eingehend lesen. Für den Anfänger soll hier kurz eine Erläuterung des Begriffs „Zitat" bzw. „zitieren" gegeben werden. Wenn in einer medizinischen oder naturwissenschaftlichen Schrift auf frühere Publikationen Bezug genommen wird, spricht man von „zitieren" und „Zitat". Es handelt sich dabei keinesfalls um wörtliche Zitate in Anführungszeichen, wie es bei den Philologen, Politologen und Sozialwissenschaftlern üblich ist. Meistens werden nur Namen und Jahreszahl

verwendet (die Eigenschaften bestimmter Strahlen wurden von Roentgen (1865) erstmal beschrieben). Über das „zitieren" findet sich Näheres unter 3.4.3. (S. 47) und unter 3.1.1. (S. 42).

2.3.1. Die Auswahl der Publikationen

Die Auswahl der Publikationen, die man lesen muß, ist für den Anfänger häufig frustrierend, vor allem, wenn er feststellt, daß seine Kartei inzwischen 200 bis 300 Publikationen enthält, die er alle im Original nachlesen „müßte". Dabei übersteigt der Zeitaufwand für die Beschaffung der Originale häufig die Zeit, die man zum Lesen braucht, um ein Vielfaches. Es ist deshalb eine sinnvolle Erleichterung, wenn man über das Literaturverzeichnis der jüngsten betreffenden Originalarbeit in das Gebiet „einsteigt". Man spart viel Zeit, da häufig nur die wesentlichen früheren Publikationen wieder verarbeitet werden. Leider ist das Literaturverzeichnis bei vielen Publikationen im Bereich der klinischen Medizin knapp.
Außerdem finden sich immer wieder „Zitatenfamilien", die voneinander keine Kenntnis haben oder nehmen (wollen).
Oft liegt das an sprachlichen oder nationalen Barrieren. Es könnten aber auch fachliche Schranken sein.

2.3.2. Das Studium der Publikationen

Wenn man sich eine Publikation im Original beschafft hat, sollte man zunächst anhand der Zusammenfassung prüfen, ob die Arbeit überhaupt „interessant" ist. Es ist gar nicht so selten, daß der Titel eines Artikels mehr verspricht als die Arbeit hält. Es kommt immer wieder vor, daß man aufgrund des Titels experimentelle Untersuchungen erwartet, der Autor im wesentlichen aber nur frühere fremde (bzw. eigene) Versuche interpretiert.
Entspricht die Publikation, soweit man der Zusammenfassung entnehmen kann, den Erwartungen, so sollte man zunächst den Teil „Ergebnisse" lesen, um kurz festzustellen, ob mit den dort angeführten Fakten der Inhalt der Zusammenfassung belegt wird. Weil das nicht immer der Fall ist, muß man dann in der „Diskussion der Ergebnisse" nachlesen, wie der Autor die von ihm

zusammengetragenen Fakten deutet. Es ist fast die Regel, daß in der Diskussion formuliert wird: „Nach den vorliegenden Ergebnissen erscheint es möglich, daß...".

Man muß sich immer im klaren sein, daß eine wissenschaftliche Arbeit, die sich mit medizinischen Sachverhalten oder mit biologischem Material beschäftigt, immer „nur" Belege liefern kann für die Richtigkeit einer Tatsache oder dafür, daß ein Faktum wahrscheinlicher ist als ein anderes. Ein Autor, der schreibt: „Hiermit ist endgültig bewiesen, daß...", erscheint unseriös.

Jeder der wissenschaftlich tätig ist, sollte sich die Ziele der Forschung eindeutig klarmachen. Eine prägnante Begriffsbestimmung stammt von Karl Popper:

„Niemals setzt sich die Wissenschaft das Phantom zum Ziel, endgültige Antworten zu geben oder auch nur wahrscheinlich zu machen; sondern ihr Weg wird bestimmt durch ihre unendliche, aber keineswegs unlösbare Aufgabe immer wieder neue, vertiefte und verallgemeinerte Fragen aufzufinden und die immer nur vorläufigen Antworten immer von neuem und immer strenger zu prüfen." (Karl Popper, Logik der Forschung, Wien 1935)

2.3.3. Problematik des Resultatvergleichs

Für den Studenten ist es oft überraschend, daß „Wissensstoff" aus Vorlesungen bzw. Büchern in der Originalliteratur nicht „bewiesen" wurde. Dies betrifft vor allem Arbeiten aus der Medizin, Biologie und mit Einschränkungen auch der Biochemie.

Bei den naturwissenschaftlichen Disziplinen, bei denen die Regeln der „Formalen Logik" anwendbar sind, wie Mathematik, Physik und Chemie, liegt die Sache anders. Daß Tatsachen in den „Lebenswissenschaften" meist nur wahrscheinlicher gemacht werden können und nur selten endgültig bewiesen werden, liegt an der Natur der Materie. Die Beweise werden mit statistischen Methoden geliefert. – Statistik ist Wahrscheinlichkeitsrechnung!

Häufig findet man in der Literatur Publikationen, deren Ergebnisse sich widersprechen. Man muß dann sorgfältig den Teil „Material und Methoden" lesen, um einen Grund dafür finden zu können. Es kann einmal am unterschiedlichen „Material" liegen, daß die Ergebnisse sich unterscheiden, zum anderen können die Methoden verschieden sein. Zur Vergleichbarkeit von Ergebnissen hat Professor Koburg einen beachtenswerten Abschnitt im Handbuch für HNO-Heilkunde geschrieben (siehe 3.4.3., S. 48).

Man muß dann überlegen, welche Methode exakter ist bzw. höhere Genauigkeit der Aussage verspricht. Im schlimmsten Fall stimmen „Material und Methoden" völlig überein und die Ergebnisse sind konträr. Man darf dann nicht entscheiden, welchem der Autoren man „eher glaubt". Wenn es sich um wichtige Untersuchungen handelt, kann man nur beide Arbeiten in der „Diskussion" besprechen. Man sollte sich – nicht nur in einem solchen Fall – davor hüten, nur die Publikationen zu zitieren, die zu den eigenen Ergebnissen „passen"!!!

2.3.4. Dokumentation der Publikationen

Um die Publikationen festzuhalten, benutzt man eine Kartei (Karteikarten des Formats DIN A6 sind meist ausreichend). Auf die Karteikarte schreibt man das vollständige Zitat (siehe 3.6.) und notiert bestimmte Fakten aus der Publikation. Von wesentlichen Arbeiten sollte man sich einen Sonderdruck bestellen (insbesondere, wenn man das Zitat von „Current contents" bezieht) oder eine Kopie anfertigen. Denn wenn man über eine Publikation schreibt, ist es grundsätzlich notwendig, daß man Teile davon noch einmal liest, um sie richtig zitieren zu können. Der Aufwand, sich dann, wenn man seine Dissertation schreibt, alle entsprechenden Zeitschriftenbände auf den Tisch zu sammeln, ist zu hoch. Da die Laufzeit von Sonderdrucken – d. h. von der Anforderung bis zum Erhalt – in der Regel drei bis sechs Monate dauert, sollte man sich auf der Karteikarte eine Notiz darüber machen, wann der Sonderdruck bestellt wurde. „Sonderdruckanforderungskarten" gibt es in jeder Klinik schon vorgedruckt. Es empfiehlt sich, als Absender zusätzlich den Doktorvater anzugeben, da es häufig vorkommt, daß Sonderdrucke, die an Studenten adressiert sind, als „unzustellbar" zurückgehen.
Es ist durchaus sinnvoll, alle Karteikarten in alphabetischer Reihenfolge zu ordnen. (Siehe dazu Kap. 3.6., S. 50). Das erleichtert vor allem die Kontrolle, ob man eine Publikation, die man gerade zitiert findet, schon notiert hat. Einzelne zusammenhängende Sachgruppen innerhalb des zu bearbeitenden Themas kann man durch farbige Karteireiter markieren. Dazu eignen sich auch bunte Büroklammern aus Plastik. Falls man sich die Mühe machen will, seine Kartei über Randlochkarten mit Schlüsselworten zu versehen, um sie schnell in Sachgebiete sortieren zu können, empfiehlt

es sich, sich vorher mit dem Doktorvater abzusprechen. Dieses Verfahren ist inzwischen sicherlich veraltet, aber wer besitzt schon einen PC (Personal Computer), mit dem er umgehen kann. Zusätzlich benötigt man dann auch die entsprechende Software.

3. Gliederung und Aufbau einer wissenschaftlichen Arbeit

Es ist Aufgabe des Doktoranden, die Ergebnisse bzw. Befunde, die er zusammengetragen und ausgewertet hat, schriftlich so wiederzugeben, daß die Arbeit jedem, der medizinisch interessiert ist, verständlich wird. Das ist eine didaktische Aufgabe, die selbständig erledigt werden muß.

Es ist nicht die Aufgabe des Doktorvaters, schlampige Manuskripte so lange zu überarbeiten, bis sie lesbar sind. – Das gilt vor allem für Rechtschreibung, Zeichensetzung, Grammatik und Korrektheit der Literaturangaben.

Das Schreiben der Doktorarbeit ist für viele eine harte Aufgabe. Nehmen Sie diese Aufgabe ernst. Die Beurteilung der Dissertation hängt ebensosehr von der schriftlichen Wiedergabe ab wie von den Ergebnissen.

Beim Lesen von Dissertationen hat man immer wieder den Eindruck, daß der Doktorand nicht genügend gelesen hat. Sonst könnte es nicht vorkommen, daß sowohl der Aufbau der Doktorarbeit als auch die Art und Weise der Textabfassung so weit vom Üblichen abweicht. Wenn man, bevor man schreibt, einige Dissertationen und viele Publikationen gelesen hat, kann dieser Fehler eigentlich nicht auftreten.

Es sollte darauf verzichtet werden, bei der Niederschrift der Dissertation seine Originalität zu beweisen. Dies ist nicht der richtige Zeitpunkt. Die Originalität sollte der Student bei der Planung und dem Aufbau seiner Untersuchungen beweisen **und** in der Diskussion der Ergebnisse, aber nicht dadurch, daß er „anders schreibt" als es üblich ist.

Beim Inhaltsverzeichnis (nur bei Dissertationen) und in der Arbeit sollte zur Gliederung der einzelnen Punkte das fortlaufende Zahlensystem benutzt werden, das sich immer mehr durchsetzt.

		Umfang DIN A4-Seiten	
		Publi- kation	Disser- tation
1.	Einleitung und Problemstellung	1	2–5
1.1.	Historischer Überblick		
1.2.	Problemstellung (Motivation, Zielsetzung)		
2.	Material und Methoden	$^1/_2$–1	5–10
2.1.	Untersuchungsmaterial		
2.1.1.	Patienten (Versuchstiere)		
2.1.2.	Geräte		
2.1.3.	Pharmaka (Chemikalien)		
2.2.	Methoden		
2.2.1.	Methode A		
2.2.2.	Methode B		
3.	Ergebnisse (inkl. Tabellen, Grafiken, Fotos)	3	5–10
3.1.	Ergebnisse der Gruppe A		
3.1.1.	Bei Anwendung von Methode bzw. Stoff B, etc.		
4.	Diskussion (der Ergebnisse)	4	10–15
4.1.	Diskussion der Fehlermöglichkeiten		
4.2.	Diskussion der Bedeutung der eigenen Ergebnisse		
4.3.	Diskussion im Zusammenhang		
5.	Zusammenfassung (d. Ergebnisse) Doktoranden Achtung! – ist nicht identisch mit Abstract –	$^1/_2$	1
6.	Literatur (-Verzeichnis)	2–3	5–10
		10–12	30–50

Die Länge einer Arbeit ist nicht entscheidend! Aber fragen Sie vorher Ihren Doktorvater, ob er eher 30 Seiten oder 50 Seiten bevorzugt. An manchen Universitäten gibt es bindende Regelungen.

Dieses Schema dient als Beispiel und ist keinesfalls bindend. So kann bei 1. und 4. z. B. eine Unterteilung entfallen. Bevor Sie mit der Niederschrift beginnen, lesen Sie bitte 3.11. (S. 55).

3.1. Einleitung und Problemstellung

3.1.1. Historische Einleitung

Schreiben Sie keine Wiederholung eines Handbuchartikels, das kann jeder Interessierte selbst nachlesen. Zeigen Sie anhand der wichtigsten (relevanten) Publikationen die Entwicklung des Wissensstandes auf dem Spezialgebiet, das Sie bearbeitet haben. Häufig läßt sich dies in zwei groben Zügen darstellen. Der eine enthält die klinischen Untersuchungen und der andere die experimentelle Grundlagenforschung. Man sollte sich davor hüten, beides zu sehr zu vermischen. Häufig ist es nicht richtig, experimentelle Ergebnisse mit den klinischen Befunden „erklären" zu wollen. Das gilt umgekehrt ebenso.
Beschränken Sie sich auf die wesentlichen Publikationen. Dies sind vor allem Veröffentlichungen, in denen gemessene Werte vorkommen. Dies gilt sowohl für klinische Untersuchungen als auch für experimentelle Forschung. Außerdem sollten die Ergebnisse statistisch signifikant sein. Ein Ergebnis ist nicht dadurch schon „gut", weil es plausibel klingt.
An dieser Stelle muß eindeutig unterschieden werden zwischen bewiesenen Fakten und guten Spekulationen. Sie selbst sollten nicht den Fehler wiederholen, plausibel klingende Hypothesen für bewiesene Tatsachen zu halten.
Die Fakten, die Sie hier darstellen wollen, sollten Sie auch deutlich genug ansprechen, damit der Leser weiß, worum es sich handelt. Wenn man die Literatur kennt bzw. kurz vorher gelesen hat, neigt man leicht zu einer unpräzisen Darstellung, die für einen, der die Literatur nicht kennt, unverständlich bleibt. Sie dürfen nicht voraussetzen, daß jeder, der ihre Arbeit liest, sich in der Literatur genauso auskennt wie Sie. Unter der Ungenauigkeit der Darstellung leidet die „Lesbarkeit" der Arbeit.
Es wird ein kurzer historischer Überblick über die Entwicklung der Forschung auf diesem Gebiet gegeben. Der bisherige Wissensstand soll anhand der vorhandenen Literatur beschrieben werden.
Hier muß vor allem das bereits angesprochen werden, was in der Diskussion wieder aufgegriffen werden soll. Man darf nicht erst in der Diskussion die Publikationen aufzählen und beschreiben, die man benötigt. Dies muß schon in der Einleitung geschehen.
Beschränken Sie sich bei der Beschreibung des Wissensstandes

wirklich auf das notwendigste. Eine Dissertation wird nicht besser durch eine Anhäufung von irrelevanter Literatur, ganz im Gegenteil. Ein zu umfangreiches Literaturverzeichnis spricht eher dafür, daß der Autor unkritisch ist.

Dabei werden die Autorennamen – ohne Vornamen – angegeben und die Jahreszahl der betreffenden Publikation in Klammern beigefügt.

Die früher Schreibweise der Autorennamen in vollständiger Blockschrift (Großbuchstaben) kann als veraltet gelten und wird in der Medizin kaum noch benutzt. Bei einzelnen Autoren steht selbstverständlich nur ein Name. Hat eine Publikation mehrere Autoren, wird der Name des ersten Autors angegeben und et al. (et alii = und andere) angefügt.

Zum Beispiel:
Ishii et al. (1967)
oder: ... wie Ishii schon 1967 beobachtet hat,
oder: wie Ishii et al. bereits 1968 beobachtet haben,
oder: mehrere Autoren befassen sich mit ... (Gerhardt 1962, Vosteen 1961).

Bei Publikationen ist es derzeit üblich, die Jahreszahlen durch die fortlaufende Numerierung des Literaturverzeichnisses in Klammern gestellt zu ersetzen. Häufig werden im laufenden Text nur noch die Zahlen der Numerierung des Literaturverzeichnisses benutzt. Dabei wird das Literaturverzeichnis exakt alphabetisch geordnet (s. 3.6.) und durchnumeriert. Teilweise werden die Zitate in der Reihenfolge, in der sie auftreten, durchnumeriert. Dann ist das Literaturverzeichnis nicht alphabetisch geordnet.

Welches System von der betreffenden Fakultät bevorzugt bzw. bindend vorgeschrieben ist, erfahren Sie am sichersten im Dekanat (Merkblätter). Manchmal bevorzugt der Doktorvater ein anderes System. Deshalb stimmen Sie sich sicherheitshalber mit ihm ab.

Die neuen „Zitier-Systeme" sind davon abhängig, welche Software das Textverarbeitungssystem hat. Die meisten Systeme enthalten eine automatische Fußnotenverwaltung (z. B. Word 4.0 u. a.).

Für medizinische und naturwissenschaftliche Publikationen ist diese Methode in der Regel nicht anwendbar, weil dasselbe Zitat im Text mehrfach auftreten kann. Fußnoten werden hingegen immer nur einmal, und zwar zu einem bestimmten Textteil gehörend benutzt (Jura, Philologie, WiSo u. a.).

3.1.2. Problemstellung (Motivation, Zielsetzung)

Es folgt eine kurze Beschreibung der Lücke im Wissensstand, die mit der Untersuchung geschlossen werden soll. Man erklärt damit praktisch das Motiv, das zur Durchführung der Untersuchungen geführt hat. Des weiteren soll in wenigen Sätzen das Ziel genannt werden.
Eine präzise Beschreibung des angestrebten Untersuchungsergebnisses ist für die „Lesbarkeit" einer Arbeit sehr wichtig. Es ist Aufgabe des Schreibers, dem Leser deutlich zu machen, weshalb die Untersuchung durchgeführt wurde.
Insbesondere an dieser Stelle ist eine präzise Darstellung unerläßlich. Der Leser sollte nachvollziehen können, welche Gedanken der Problemstellung zugrunde liegen. Dabei muß man davon ausgehen, daß der Leser in etwa den Kenntnisstand hat, den der Doktorand vor Beginn des Literaturstudiums hatte. Es sollte versucht werden, sich in diese Situation hineinzudenken. Man darf umfangreiche Literaturkenntnisse nicht voraussetzen. Aber Achtung, durch umfangreiches und langatmiges Schreiben ist diese Aufgabe nicht gelöst. Gerade hier muß präzise, überlegt und knapp formuliert werden.

3.2. Material und Methoden

Hier werden angegeben:

Unterschungsmaterial

Möglichst eingehende Beschreibung des Objektes, z.B. Tierart, evtl. Zuchtstamm und Albino oder pigmentiert.
Bei Patienten genaue Diagnose bzw. Auswahlprinzipien für eine Gruppe von „Normalpersonen".
Gesamtzahl der untersuchten Objekte **und** bei Aufteilung in Gruppen Anzahl der Objekte pro Gruppe.

Untersuchungsmethoden

Möglichst eingehende Beschreibung der benutzten Methoden oder das entsprechende Literaturzitat, wo die Methode beschrieben

wurde (bei einfachen allgemeinen Methoden entfällt die Beschreibung in der Regel, z. B. Blutdruckmessung).
Bei Entnahme von Proben, z. B. Parotis-Probeexzision, Abstrich, Blutprobe: Beschreibung der Technik oder entsprechendes Zitat.

Aufzählung der benutzten Geräte und Chemikalien

Mit Angabe der Bezugsquelle. Falls selbst entwickelte Geräte benutzt werden, sind hier auch Skizzen möglich.
Bei Chemikalien, vor allem bei Naturstoffen oder Pharmaka, variieren die Reinheit und Zusammensetzung je nach Bezugsquelle. Bei histologischen Arbeiten kann die Herkunft von Färbesubstanzen für den Ausgang der Färbung entscheidend sein.
Beispiele:
Operationsmikroskop (OP MI UI, Zeiss, Oberkochen, Bundesrepublik Deutschland)
Lactat-Dehydrogenase (Serva, Heidelberg, Bundesrepublik Deutschland)
Dialysemembran (UM-05/0 62 mm, Amicon, Oosterhout, Niederlande)

Solche exakten Angaben sind dringend notwendig für den Fall, daß jemand die Arbeit mit seinem Ergebnis vergleichen oder die Experimente reproduzieren will.

Statistik

Im Teil Material und Methoden sind auch die verwendeten Methoden der Statistik anzugeben. Für die Berechnung der Mittelwerte (MW, X, MV = mean value), der Standardabweichung (SD = standard deviation), des Standardfehlers (SE = standard error of means, auch SEM) und des Variationskoeffizienten (VK) ist die Angabe der Formel nicht notwendig (s. auch Teil 4.6.).

3.3. Ergebnisse

Es wird **nur** eine exakte Beschreibung der Ergebnisse gegeben, möglichst anhand von Abbildungen, Zeichnungen und Tabellen. In der Regel finden sich Abbildungen und Tabellen nur in diesem

Teil. Auch sehr gute Abbildungen und Grafiken sind nur dazu gedacht, die Ergebnisse anschaulich zu machen und können eine Beschreibung der Ergebnisse nicht ersetzen.

In dieser Beschreibung der Ergebnisse sollen die in Tabellen, Grafiken oder Abbildung dargestellten Tendenzen bzw. Befunde deutlich angesprochen werden. Man darf nicht voraussetzen, daß dem Leser eine Grafik sofort genauso klar wird, wie sie für den Autor ist, der sich diese Darstellung ausgedacht hat. Allerdings ist es auch falsch, eine Grafik zu erläutern als handele es sich um eine Bildbeschreibung im Kunstunterricht. Exaktes Denken und Fingerspitzengefühl sind gefordert. Dazu braucht man Zeit und Ruhe.

Es ist allerdings beim Schreiben viel einfacher, wenn man die Abbildungen oder Grafiken fertig vor sich hat, während man den Text formuliert.

Neben der reinen Aufzählung der Ergebnisse darf dieser Teil keine Diskussionen oder Deutungen oder Bezüge auf Literatur enthalten.

Für den Anfänger ist dies häufig sehr schwierig. Immer wieder drängt sich ihm auf, die bekannte Literatur hier gleich zu diskutieren. Um dies vermeiden zu können, braucht man viel Konzentration auf das, was gefordert ist.

Abbildungen (Fotografien, Skizzen, grafische Darstellungen), sind an passender Stelle in den Text einzufügen.

Zwischenbemerkung:

Benutzen Sie die in der Fachliteratur übliche Bezeichnung „Abbildungen". Das Wort „Schaubild" stammt aus den Schulbüchern für Mathematik und hat hier in der Dissertation nichts zu suchen. Auch grafische Darstellungen (Blockdiagramm, Kurven, Histogramme) sind Abbildungen.

Es ist sinnvoll, mehrere Abbildungen, die Ähnliches aussagen, zusammenzufassen. Also wenn möglich, statt Abb. 1–4, Abb. 1.a–d.

Zu jeder Abbildung gehört eine Legende, in der die wesentliche Aussage beschrieben wird und die benutzten Zeichen bzw. Abkürzungen erläutert werden. Falls viele Tabellen, Grafiken und Fotos notwendig sind, empfiehlt es sich, bei Dissertationen einen gesonderten Teil einzuschieben. Bei Manuskripten für Publikationen ist dies ohnehin verlangt.

Achtung! „Fotos" (Graustufen) sind sogenannte „Halbton-Bilder" und werden beim Druck gesondert angefertigt **und** zusätzlich erhöht berechnet. Also – entweder man hat viel Geld oder man ist sparsam mit Fotos!

3.4. Diskussion (der Ergebnisse)

Die Diskussion ist eine ganz besondere didaktische Aufgabe. Die eigenen Ergebnisse werden mit den früheren verglichen und anhand der Zitate besprochen. Dabei kann es notwendig sein, auch einen kritischen Vergleich der Methoden durchzuführen. Eine Gliederung der Diskussion ist angebracht. Sie muß nicht unbedingt durch eigene Überschriften deutlich gemacht werden.

3.4.1. Diskussion der Fehlermöglichkeiten

Jede Untersuchung hat nur eine beschränkte Aussagekraft. Diese ist abhängig von der angewandten Methode. Da häufig die Methoden kleine, wenn auch spezifische Veränderungen enthalten, sollte dies hier noch einmal angesprochen werden. Viele Methoden sind erst durch „die kleinen Tricks" wirklich durchführbar.
Man sollte sich genau überlegen, welche Schwachpunkte die eigene verwendete Methode hat und diese auch angeben. Andererseits kann die eigene Methode gegenüber den früher verwendeten Vorteile haben, die man erwähnen muß.
Es ist nicht sichergestellt, daß die modernsten Methoden auch immer die besten sind. Häufig sind die Fehlermöglichkeiten (Artefakte) bei sehr neuen Methoden noch nicht umfassend bekannt.
Dissertationen sind, was die Methoden angeht, häufig „Pilotprojekte". Dabei soll eine in der entsprechenden Klinik noch nicht routinemäßig durchgeführte Methode auf ihre Eignung überprüft werden. In diesen Fällen ist es besonders wichtig, sowohl die Eignung als auch die Durchführbarkeit kritisch zu überprüfen. Der Doktorand tut seinem Doktorvater keinen Gefallen damit, daß er die möglichen Schwachstellen einfach unterschlägt.

3.4.2. Diskussion der Bedeutung der eigenen Ergebnisse

Dieser Teil kann relativ kurz sein. Man sollte aber präzise die wichtigsten Punkte der eigenen Ergebnisse noch einmal betonen und dabei nochmals auf Tabellen oder Abbildungen verweisen. Tun sie dies bitte bedacht. Eine Formulierung wie z. B.: „Die Ergebnisse sind insgesamt sehr eindrucksvoll (Tab. 1–8 und Tab. 12–15, Abb. 1–6 und Abb. 8, 12)" ist unnötig.
Die einzelnen eigenen Befunde bzw. Ergebnisse, die hier in der Diskussion aufgegriffen werden sollen, müssen knapp, aber eindeutig noch einmal dargestellt werden. Sie können vom Leser nicht erwarten, daß er sich alles, was Sie im Teil „Ergebnisse" geschrieben haben, genau gemerkt hat. Wenn Sie die Fakten nicht noch einmal ansprechen, kann er Ihrem Gedankengang nicht folgen. Seine Folgerung wird sein, daß **Sie** unlogisch bzw. unpräzise argumentieren. Wenn dieser Eindruck entsteht, wird der Leser und insbesondere der Gutachter nicht geneigt sein, Ihre „Diskussion der Ergebnisse" positiv zu beurteilen. Dies kann sehr leicht zur Folge haben, daß auch Ihre Ergebnisse **und** Ihre Untersuchungen viel schlechter eingeschätzt werden, als sie in Wirklichkeit sind.

3.4.3. Diskussion im Zusammenhang

Die Darstellung der Bedeutung der eigenen Befunde im Zusammenhang mit den bekannten Ergebnissen früherer Autoren ist ein wichtiger Teil jeder wissenschaftlichen Arbeit. Dabei können sowohl klinische Befunde als auch experimentelle Ergebnisse zur Unterstützung der eigenen Schlußfolgerungen herangezogen werden. Dabei müssen die entscheidenden Punkte der benutzten Publikationen erwähnt werden. Sie können nicht als bekannt vorausgesetzt werden, auch wenn sie in der Einleitung bereits erwähnt wurden. Ein Satz wie z. B.: „Unsere klinischen Befunde werden gestützt durch die experimentellen Ergebnisse von Ziegenbalg et al. (1932)" sagt überhaupt nichts und ist deshalb sinnlos.
Vor allem bei der Verwendung fremder Ergebnisse zur Unterstützung der eigenen Ergebnisse und zur Untermauerung eigener Schlußfolgerungen muß man immer genau abklären, inwieweit solche Schlüsse zulässig sind. In vielen Publikationen finden sich in

der Diskussion Schlußfolgerungen, die dann häufig auch in der Zusammenfassung auftauchen, die aufgrund der angewendeten Techniken gar nicht zulässig sind.

Durchblutung des Innenohres[*]
von E. Koburg und B. Maass

Physiologie und Pathophysiologie der Labyrinthdurchblutung

Problematik des Resultatvergleichs
Es gibt kaum einen medizinisch-naturwissenschaftlichen Forschungsbereich, für den das vergleichende Literaturstudium auf so viele kontroverse Aussagen stoßen läßt, wie dies für den Fragenkomplex der Beeinflußbarkeit der Labyrinthdurchblutung festzustellen ist. Ein Teil dieser Widersprüche hängt mit den zahlreichen Möglichkeiten einer Verfälschung der Ergebnisse durch technische Prozeduren zusammen, auf die im vorausgehenden Kapitel bereits hingewiesen wurde, andere mit Unterschieden in den Voraussetzungen, die bei der vergleichenden Betrachtung übersehen werden.

Nichtvergleichbarkeit der Resultate
Selbst bei gleicher Versuchsanordnung sind die unerwünschten methodischen Implikationen nicht in stets reproduzierbarer Größe zu erwarten. Indessen findet man kaum zwei Untersuchungen, bei denen mit ein und derselben Methode gearbeitet wurde, meist wurden gleich mehrere Parameter (z. B. Versuchstier-Spezies, Narkosemittel, Tötungsart, histologische Aufarbeitung usw.) geändert. Scheinbar Widersprüchliches ergibt sich auch daraus, daß manche Autoren bei der referierenden Darstellung der Resultate von Voruntersuchern Ergebnisse vergleichend gegenüberstellen, die nicht miteinander vergleichbar sind. Die zwangsläufig unterschiedlichen Resultate werden so in den Rang gleichwertiger, aber einander widersprechender Ergebnisse gehoben. Verschiedenheiten hinsichtlich der Versuchsanordnung, des Aussagewertes einer Methode, der Versuchstier-Spezies, der Zahl der Beobachtungen, der Beobachtungsorte bei Intravitalbeobachtungen und dergleichen werden allzuoft außer acht gelassen. Die Wirkung allgemein angreifender sogenannter vegetativ wirksamer (sympathikolytischer oder sympathikomimetischer) Pharmaka wird unzulässigerweise mit dem Effekt örtlicher Eingriffe am Sympathikus gleichgesetzt.

---

[*] In Anlehnung an Berendes, Link, Zöllner (Hrsg.): Hals-Nasen-Ohren-Heilkunde in Praxis und Klinik, Thieme Verlag

Unzulässige Analogieschlüsse
Andere Ursachen scheinbarer Widersprüche sind in der häufigen Anwendung unzulässiger Analogieschlüsse zu sehen. So schließt man von der durch den Bulbus venae jugularis fließenden Blutmenge auf die Innenohrdurchblutung oder von der Strömungsgeschwindigkeit in der Stria vascularis auf die Durchblutung der Kochlea. Die Wirkungslosigkeit der Stellatumblockade in der Therapie des meist auf dem Boden einer Arteriosklerose entstandenen ischämischen Hirninfarktes wurde zum Anlaß genommen, diese Behandlung für den in der überwiegenden Mehrzahl der Fälle gänzlich anders verursachten Hörsturz (akute Ertaubung) in Bausch und Bogen abzulehnen. Besonders leicht wird ein unzulässiger Analogieschluß übersehen, wenn in einer Monographie mit Post-mortem-Methoden die gesamte terminale Strombahn der Kochlea beschrieben wird, zusätzliche Intravitalbeobachtungen indessen nur auf die Gefäße der lateralen Kochleawand beschränkt und dann die bei der Beobachtung der lateralen Kochleawand erhaltenen Resultate auf die gesamte Kochlea bezogen werden.

Unkorrektes Zitieren
Der Katalog der Ursachen für die scheinbaren Widersprüche wäre unvollständig, wenn nicht erwähnt würde, daß gerade in der Frage der Innenohrdurchblutung öfters unkorrekt oder unvollständig zitiert wurde. So werden z. B. Arbeiten als Originalarbeiten zitiert und weiterzitiert, bei denen die Durchsicht des vollständigen Textes ergibt, daß es sich um ein Übersichtsreferat handelt bzw. daß die zitierten angeblichen Originalergebnisse dort als Ergebnisse anderer Untersucher referiert wurden.

Es folgt die Erläuterung der Schlußfolgerungen aus den eigenen Ergebnissen im Zusammenhang mit der bereits bekannten Literatur. Die Diskussion endet mit der Andeutung, was mit der Untersuchung erreicht wurde bzw. wie sich der Wissensstand dadurch verändert hat.

Vermeiden Sie als Schlußsatz: „Weitere Untersuchungen sind notwendig." Zum einen ist das selbstverständlich; eine einzelne Untersuchung wird ein Forschungsgebiet nie endgültig abschließen können. Zum anderen sollte man einige Absätze früher erwähnen, welche weiteren Untersuchungen in der betreffenden Institution geplant sind.

Gliedern Sie die Diskussion sachgerecht in Absätze von vernünftiger Länge. Jeder einzelne Absatz sollte „dramatisiert" werden. Das heißt, jeder Absatz sollte in sich gedanklich gegliedert sein in Einführung, Besprechung und Folgerung. Jeder Absatz sollte mit einer Folgerung abschließen, auf die man im vorhergehenden Text hinleitet. Dadurch wird die Diskussion gut verständlich. Dies trägt deutlich zur „Lesbarkeit" einer Arbeit bei.

Bei manchen Diskussionen plätschert der Text belanglos zwischen eigenen Ergebnissen und Literaturkenntnissen hin und her. Der Leser fragt sich dann am Schluß: „Was hat der eigentlich sagen wollen?". Also bedenken Sie bei der Diskussion (aber auch bei der Einleitung) die „Dramatisierung".

3.5. Zusammenfassung (der Ergebnisse)

Hier handelt es sich nur um eine kurze Aufzählung der Fakten. Eine Andeutung der eigenen Schlußfolgerung ist möglich. Spekulative Erwägungen in diesem Teil sind nicht angebracht. Viele Leser werden **nur** die Zusammenfassung oder vor allem diese, aufmerksam zur Kenntnis nehmen. Es muß Ihnen also gelingen, die Ergebnisse anschaulich und komplett wiederzugeben. Dabei sollte die Zusammenfassung eine Seite nicht überschreiten. Bedenken Sie, daß es sich hierbei um die „Visitenkarte" Ihrer Arbeit handelt. Verweise auf Abbildungen oder Literatur dürfen hier nicht vorkommen. Verwechseln Sie die Zusammenfassung **nicht** mit dem Abstract (s. 3.8.).

3.6. Literatur (-Verzeichnis)

Die benutzten (d. h. im Text zitierten) Literaturstellen werden nach dem Namen des ersten Autors alphabetisch angeordnet. **Alle** Zitate im Text, z. B. Giebel et al. (1973) müssen hier belegt werden. Es darf aber hier **keine** Arbeit auftauchen, die nicht im Text verarbeitet wurde.

Anordnung:

Bei mehreren Publikationen desselben Autors: zuerst alle Arbeiten des Autors, die er allein publiziert hat in der Abfolge der Jahre, in denen sie gedruckt wurden, dann alle Arbeiten mit einem oder mehreren Mitautoren in alphabetischer Reihenfolge der (des zweiten) Mitautoren.
Beispiel: (hier sind ausnahmsweise nicht die vollen Zitate benutzt worden, sondern nur die Namen)

Ischii, T. (1967)
Ischii, T., Balogh, K. (1966)
Ischii, T., Balogh, K. (1968)
Ischii, T., Bernstein, J.M., Balogh, K. (1967)
Ischii, T., Ischii, D., Balogh, K. (1968)
Ischii, T., Muramaki, Y., Balogh, K. (1967)
Ischii, T., Muramaki, Y., Gacek, R.R. (1967)
Ischii, T., Muramaki, Y., Kimura, R.S., Balogh, K. (1967)
Ischii, T., Nomura, Y. (1968)
Ischii, T., Silverstein, H., Balogh, K. (1966)
Ischii, T., Takahashi, T., Balogh, K. (1966)

Das volle Zitat enthält die Namen der Autoren, die Jahreszahl der Herausgabe des Bandes, den vollen Titel der Arbeit, die international übliche Abkürzung der Zeitschrift, die Zahl des Bandes, die Anfangs- und Endseite (in diesem Band).
Beispiel:
Zeitschriftenzitate:
Giebel, W., Saechtling, H. (1973): A combination of microdisc electrophoresis with antigen-antibody crossed electrophoresis. Identification and quantitative determination of individual serumproteins. Hoppe Seyler's Z. Physiol. Chem. 354: 673–681
Ischii, T., Ischii, D., Balogh, K. (1968): Lysosomal enzymes in the inner ear of Kanamycin treated guinea pigs. Acta oto-laryng (Stockh.) 65: 449–458

Buchzitate:
Autoren und Titel wie bei Zeitschriften, dann Auflage, Verlag, Verlagsort, Jahr.
Kolle, K.: Leitfaden für Verfasser wissenschaftlicher Arbeiten. Springer, Berlin, Göttingen, Heidelberg 1964
(diesem Buch sind ein Teil der hier aufgeführten Hinweise entnommen worden)
Held, H.: Die Cochlea der Säuger und Vögel, ihre Entwicklung und ihr Bau. In: Bethe (Hrsg.), Handbuch der normalen und pathologischen Physiologie XI, 466–534, Springer, Berlin 1926

Zur Beachtung:

Namen: Beim Namen des Autors wird die Abkürzung des Vornamens hinter den Nachnamen gesetzt.

Prädikate wie von, de, du, gelten als Bestandteile des Vornamens, z. B. Christian von Ilberg wird zitiert:
Ilberg, C. v.
Trägt der Sohn die gleichen Vornamen wie sein Vater (der bereits publiziert hat), wird die Abkürzung für Junior nachgesetzt:
z. B. Shambough, G. E. Jr.
Bei Publikationen in Zeitschriften ist es nicht mehr üblich, daß die Autorennamen in Großbuchstaben geschrieben werden.

Titel der Arbeit:

Stets vollen Titel exakt angeben, eine Abkürzung des Titels ist nicht zulässig.
Bei englischen Titeln von Publikationen in Zeitschriften werden im Literaturverzeichnis alle Wörter **klein** geschrieben, **obwohl** es bei Überschriften anders üblich ist. Bei Buchtiteln bleibt die Originalschreibweise.
Im **Literaturverzeichnis** dürfen die Titel nicht verändert (modernisiert) werden.
Beispiel:
Zur Verteilung der DPN- und TPN-Diaphorase in der Meerschweinchenschnecke. (Gerhardt 1962)
Im **Text** heißt es natürlich: Gerhardt hat bereits 1962 das Verteilungsmuster der NAD- und NADP-Diaphorase untersucht.

Abkürzungen der Zeitschriften:

Meistens findet man auf der Titelseite einer Publikation die korrekte Abkürzung der betreffenden Zeitschrift, oder man entnimmt die Abkürzung aus dem Literaturverzeichnis einer anderen Publikation. Um sich völlig abzusichern, kann man in der UB Nachschlagewerke befragen (z. B. World Medical Periodicals oder Index Medicus), die für alle Zeitschriften die international empfohlenen Abkürzungen aufführen.

3.7. Titelseite, Widmung, Danksagung, Lebenslauf

Für die Titelseite der Dissertation gibt es eine genaue Anweisung der Fakultät, die auf dem Dekanat oder beim Doktorvater erhältlich ist.

Eine Widmung kann in einer Dissertation ohne weiteres enthalten sein. In der Regel gilt sie den Eltern bzw. dem Ehepartner. Es ist auch möglich, sie einem Hochschullehrer, Lehrer oder einer anderen Person zu widmen, die im Lebenslauf entscheidenden Einfluß hatten.

Eine Danksagung ist üblich. Man bedankt sich beim Doktorvater und bei allen anderen Personen, die zur Fertigstellung der Arbeit entscheidend beitrugen. Bei Dissertationen erfolgt dies auf einer Extraseite nach dem Literaturverzeichnis.

Wurde eine wissenschaftliche Arbeit durch Drittmittel (Deutsche Forschungsgemeinschaft, Stiftung Thyssen, Stiftung Volkswagenwerk, Breuninger Stiftung GmbH usw.) für Personalkosen oder Gerätebeschaffung unterstützt, dann wird dies bei Publikationen als Fußnote auf der Titelseite vermerkt.

Der Lebenslauf wird in vorgeschriebener Weise (s. Merkblatt) als letztes Blatt (hinter dem Literaturverzeichnis) der Arbeit angefügt.

3.8. Abstract

Zusätzlich zur kompletten Doktorarbeit muß beim Dekanat ein Abstract abgegeben werden. Es muß auf Deutsch abgefaßt sein und auf einer DIN-A4-Seite Platz haben. Es trägt am Kopf den Namen des Doktoranden und den Titel der Doktorarbeit. Im Abstract wird die gesamte Arbeit in Kurzfassung wiederholt. Es enthält also eine Einleitung, eine kurze Darstellung der Methoden, die Untersuchungsergebnisse und eine Schlußfolgerung. Dabei muß es Ihnen gelingen, diese einzelnen Teile in jeweils drei bis fünf Sätzen komplett wiederzugeben. Dabei ist es notwendig, daß man sich auf das wichtigste, also die Kernpunkte beschränkt. Im Abstract dürfen nicht enthalten sein:
Zitate und Hinweise auf Tabellen oder Abbildungen.

3.9. Drucklegung

Nach Abschluß der Promotion sind eine bestimmte Anzahl von Pflichtexemplaren beim Dekanat abzuliefern (s. Merkblatt des Dekanats).

Die Druckkosten (inkl. Binden) betragen zur Zeit bei einem Umfang von 40-60 Seiten ca. 1000,- bis 1500,-DM. Falls die Arbeit genügend wissenschaftlichen Inhalt hat, empfiehlt es sich, mit dem Doktorvater eine Publikation in einer Zeitschrift zu vereinbaren.
Diese „Kurzfassung" sollte ca. acht bis zehn Seiten umfassen und muß dem Dekanat vor der Drucklegung zur Genehmigung eingereicht werden. Bei acht bis zehn Seiten Manuskript (inkl. Bilder und Tabellen) wird der Artikel in einer Zeitschrift ca. vier bis sechs Seiten lang. Die Kosten für den Kauf von 100 Exemplaren (Mindestabnahme) dieser Publikation betragen zur Zeit ca. 200,- bis 250,-DM.
Anstelle der 100 Pflichtexemplare dürfen die Sonderdrucke abgegeben werden. Das bedeutet eine Kostenersparnis von ca. 800,- bis 1000,-DM.

3.10. Kosten

Bei der Durchführung der Untersuchungen entstehen dem Studenten in der Regel kaum Kosten. Die notwendigen Materialien und Geräte werden von der Klinik zur Verfügung gestellt (außer Schreibmaterial). Für die Literaturarbeit hat der Doktorand die Kosten für die Fotokopien oder Fernleihe selber zu tragen.
Die Bezahlung der Reinschrift der Dissertation (zwischen 5,- und 7,-DM pro Tippseite) erfolgt durch den Doktoranden.
Grafische Darstellungen und Fotoarbeiten werden gelegentlich von den Kliniken übernommen. Sonst sollte man sie in Auftrag geben. Die Kosten dafür sind jedoch nicht unerschwinglich und für einen Ungeübten ist die saubere Herstellung einer Grafik mit Tusche (Kugelschreiber oder Filzstift sind nicht zulässig) sehr zeitaufwendig. Die Verwendung von Abreibebuchstaben und -linien (Letraset etc.) ist zwar einfacher, erfordert aber auch Übung und kann kostspielig sein.

3.11. Empfehlung

Es empfiehlt sich, mit der schriftlichen Abfassung des Teil 'Material' und 'Methoden' zu beginnen. Das ist am einfachsten. – Danach folgen die Ergebnisse und die Diskussion. Die Einleitung schreibt man am besten zum Schluß. Während der schriftlichen Abfassung und insbesondere der Diskussion ändert sich oft die Auffassung bzw. die Einstellung des Autors z. T. erheblich. Da die Einleitung den Leser auch didaktisch in die Schlußfolgerungen einführen soll, ergibt sich durch teilweise Verlagerung der Schwerpunkte eine Änderung bei der Einleitung. Diese Änderung erübrigt sich, wenn man die Einleitung zum Schluß schreibt.

Wichtig:

Bevor Sie Ihre eigene Dissertation schreiben, lesen Sie unbedingt mindestens drei Doktorarbeiten, die sich mit ähnlichen Themen beschäftigen.

3.12. Stil

Über den Sprachstil in wissenschaftlichen Arbeiten soll hier nur wenig gesagt werden. Darüber ist an anderer Stelle schon viel geschrieben worden.
Zwei unschöne Formulierungen können mit etwas Bedacht leicht vermieden werden. Die eine ist die häufige Anwendung von Nebensätzen, die mit „daß" beginnen.
Anstelle von:
„Bei Gabe von ... zeigte sich, daß der Blutdruck gesenkt wurde."
Besser ist:
„Die Gabe von ... führte zu einer Senkung des Blutdrucks."
oder
„... senkte den Blutdruck."
Die zweite, die häufig sehr auffällig ist, ist die ständige Benutzung desselben Substantivs oder Verbs. Dies zu vermeiden, ist nicht eine Frage der literarischen Begabung. Manchen Studenten fällt eine Änderung der Wortwahl nicht schwer. Den meisten ist die Art der Sprache der wissenschaftlichen Arbeiten aber so fremd, daß ihnen kaum Synonyma einfallen. Es gibt zwar Bücher, in denen Synony-

ma zusammengestellt sind, aber meistens sind sie für Germanisten vorgesehen und in unserem Fall wenig nützlich. Es sind hier deshalb einige verschiedene Ausdrücke für in medizinischen Arbeiten häufig auftretende Verben wie „zeigen" oder Substantive wie „Befund" zusammengestellt.

Hier werden sie „technische Synonyma" genannt, denn im eigentlichen Sinne sind sie nicht synonym. Man kann dieses System erfolgreich benutzen, indem man die einzelnen Worte einfach in einer bestimmten Reihenfolge zur Satzbildung verwendet. Eine nachträgliche Änderung, wenn man selbst oder der Doktorvater festgestellt hat, daß auf einer Seite etwas fünfmal hintereinander „gezeigt wird", ist relativ schwierig. Die verschiedenen Verben sind manchmal reflexiv oder statt transitiv muß man intransitiv formulieren.

Damit hat kaum ein Deutscher in seiner Muttersprache Schwierigkeiten, wenn er die Satzkonstruktion gleich mit dem entsprechenden Verb durchführt.

Manchem mag dieses Vorgehen formalistisch erscheinen.

Hier ist es das Ziel, eine Arbeit gefälliger oder besser lesbar zu machen. Der Student sollte einen alten Satz aus dem Marketing überdenken: „Eine gute Ware läßt sich nur in einer guten Verpackung gut verkaufen".

Liste „technischer Synonyma"

zeigen:	beobachten, erkennen, finden, ausfallen, vorkommen, vorherrschen, sich verhalten, nachweisen, auszeichnen, vorliegen, sich ergeben, deutlich werden, evtl. noch: reagieren, feststellen, lokalisieren.
untersuchen:	bearbeiten, beschreiben, darstellen
nachweisen:	belegen, nahelegen, unterstreichen, deutlich machen
diskutieren:	erörtern, besprechen
Untersuchung:	Beobachtung, Arbeit, Ergebnisse, Experimente, Darstellung
Bereich:	Gegend, Areal, Fläche, Raum, Gebiet, Stelle
Befund:	Ergebnis, Tatsache, Faktum, Entdeckung, Angabe
Methode:	Verfahren, Technik, Analyse, Vorgehen

Die größten Schwierigkeiten treten bei der Beschreibung der Methoden auf, weil da meistens alles „gemacht wurde". Die als Varianten angegebenen Verben zur Vermeidung des Imperfekt passiv sind sehr vorsichtig zu verwenden, weil sonst der Text leicht zu schwulstig wird.

wurde:

erfolgte, diente, benötigte, bestand aus, blieb, verblieb, ließ sich benutzen, anwenden, verwenden,
oder: als günstig ergab sich, erwies sich, folgte.
war durchführbar, führte zu, bewährte sich, ermöglichte, erleichterte, erlaubte, begann, beendete, auslöste, erreichte, erschien, gestattete, mußte genutzt werden, übernahm, verringerte, vergrößerte, enthielt, trug bei, vervollständigte, vermied, reduzierte, erweiterte, sicherte.
Man sollte auch versuchen, das häufige „wurde" durch Zusammenfassung mehrerer Arbeitsvorgänge weniger zu gebrauchen.
Anstelle von:
Die Lösung wurde abgekühlt. Danach wurde eine Zentrifugation durchgeführt. Daraufhin wurde der Überstand abpipettiert und der verbleibende Bodensatz wurde getrocknet.
läßt sich formulieren:
Nach dem Abkühlen wurde die Lösung zentrifugiert, der Überstand abpipettiert und der Bodensatz getrocknet.
Mancher im Schreiben Geübte mag über solche „praktischen Tips" nur mitleidig lächeln. Aber ich glaube, einige damit versöhnen zu können, daß ich ähnliche Wortsammlungen auch auf Englisch vorlege.

zeigen:

to show, to indicate, to observe, to notice, to see, to discern, to recognise, to make out, to occur, to happen, to seem, to predominate, to prevail, to react, to prove, to be a feature of, to result, to ensue, to arise, to come to light, to become clear, to react, to ascertain, to find out, to establish, to determine, to ascess, to diagnose, to detect, to discover, to locate, to localize, to reveal

untersuchen:

to examine, to look into, to look at, to investigate, to check, to verify, to work on, to treat, to describe, to give a description of, to show, to depict, to constitute, to represent, to plot (graph)

nachweisen:

to prove, to verify, to suggest, to underline, to emphasize, to make it clear, to evidence

diskutieren:

to discuss, to discuss in detail

Untersuchung:

examination, investigation, survey, test, paper, work, task, results, experiments, graph, depiction, representation.

Bereich:

sphere, area, field, sector

Befund:

results, findings, fact, discovery, statement

Methode:

method, process, technique, analysis, action

wurde:

to follow, to ensue, to serve, be used for, to need, to require, to consist of, ot remain, to use, to apply, to employ, to utilize, to make use of,
oder: to prove to be, to turn out to be

4. Spezielle Hinweise zu einzelnen Arbeitsgebieten

Der Anfänger bedenkt häufig nicht, daß für bestimmte Arbeitsgebiete neben speziellen Kenntnissen auch eine besondere Einübung notwendig ist. Wenn man einen technischen Vorgang verstanden hat, ist noch nicht gesagt, daß man ihn auch beherrscht. Ohne entsprechende Übung kann keiner – auch nach optimaler theoretischer Einführung – eine Parade-Riposte so durchführen wie Alexander Pusch.

Weil die Begriffe „üben" bzw. „Übung" durch das heutige Schulsystem in die Richtung des Exerzierens abgedrängt wurden, ist es sicherlich angebracht, das Wort Routine zu benutzen. Man sollte sich also bei problematischen Methoden ausreichende Routine aneignen.

Da die Autoren dieses Buches ihre Grundausbildung in der Naturwissenschaftlichen Fakultät erhielten, sind besondere Erfahrungen auf diesem Gebiet naheliegend. Inzwischen arbeiten sie aber schon lange in der Medizinischen Fakultät und haben ihre Erfahrungen gesammelt mit der Gewinnung „biologischer Proben" im Bereich der klinischen Medizin.

Bei der Probengewinnung treten eigentlich die meisten methodischen Schwierigkeiten auf. Dabei sind Begriffe wie Austrocknung, Kontamination, Alterung, zircadiane Rhythmen, Geschlechtsunterschied, postmortale Veränderungen usw. den meisten geläufig. Bei der praktischen Tätigkeit werden sie häufig nicht berücksichtigt.

4.1. Biochemische und klinisch chemische Arbeiten

Hier beginnen die Probleme meist schon beim **Pipettieren** oder beim **Wägen** von Milligramm-Mengen. Lassen Sie sich diese Tätigkeiten mehrfach zeigen und erklären, am besten vom techni-

schen Assistenten. Das ist auch für einen Medizinstudenten keine Schande.
Das Pipettieren erscheint heute so einfach, weil statt der Glaspipetten fast nur noch Kolbenhubpipetten (Eppendorf, Pipetman etc.) benutzt werden. Aber auch der Umgang mit diesen Geräten will gekonnt sein. Dabei ist die Reproduzierbarkeit meist hervorragend, aber die absoluten Mengen können deutliche Abweichungen aufweisen. Wenn z. B. die 100 µl Pipette 5 µl zu wenig dosiert und die 500 µl Pipette 10 µl zuviel, dann stimmt die Verdünnungsreihe nicht, die Sie damit ansetzen. Also entweder man überprüft die entsprechenden Mengen exakt, möglichst photometrisch mit NAD, oder man überlegt, wie man eine Verdünnungsreihe mit ein und derselben Pipette durchführen kann.
Ein ganz gravierender Fehler ist es, die Kolbenhubpipetten hinzulegen. Dabei kann Flüssigkeit aus der Pipettenspitze in die Kolbenhubmechanik fließen. Dadurch werden diese Pipetten verunreinigt und arbeiten ungenau.
Auch ein **Photometer** kann nicht exakt messen, wenn sich auf der Außenseite der Küvette Tropfen befinden, in der Lösung Fussel schwimmen oder an der Wand sich Bläschen gebildet haben. Eine eingearbeitete MTA überprüft das schon routinemäßig. Der Doktorand muß aber ständig an solche Fehlerquellen denken, um sie zu vermeiden.
Besonders beachten sollte man immer alle möglichen **Veränderungen bei biologischen Proben** wie Vollblut, Serum, Liquor cerebrospinalis und anderen Körperflüssigkeiten, wie insbesondere Gelenkflüssigkeit, Kammerwasser oder Innenohrflüssigkeiten. Jeder kennt die Unterschiede zwischen venösem und kapillarem Blut. Deshalb sollte die Probengewinnung möglichst einheitlich sein. Auch bei chemischen Analysen von Geweben oder Zellsuspensionen muß das bedacht werden.
Als Hauptproblem erweist sich immer wieder die **Veränderung durch die Lagerung.** Selbst bei namhaften Autoren kommt es vor, daß sie Laktat und Pyruvat im Vollblut bestimmen, dessen Lagerung ihnen nicht bekannt war. Hier hätte sofort eine Addition von Perchlorat den Metabolismus der Erythrozyten unterbrechen müssen. Oder der Hämoglobingehalt wird durch Pipettieren aus Reagenzröhrchen bestimmt, in denen das Blut wer weiß wie lange gestanden hat. Der Student sollte spätestens bei zu niedrigen Werten merken, daß er vergessen hat, das Blut vor dem Pipettieren erneut zu mischen.
Hier wurden bewußt einige simple Fehler beschrieben, um klarzu-

stellen, welche Fehler einem unterlaufen können. Es empfiehlt sich deshalb, die Meßwerte regelmäßig zu überprüfen und Zwischenauswertungen durchzuführen. Dabei hilft dem im Lesen von Zahlengruppen noch ungeübten Anfänger das Abtragen der Werte auf einem einfachen Zahlenstrahl. Wenn mehr als eine Häufung auftritt oder die Verteilung nicht symmetrisch ist, liegt der Verdacht auf einen systematischen Fehler sehr nahe.

Die Probenaufbewahrung birgt immer wieder Fehlerquellen, weshalb noch einmal darauf eingegangen werden soll. Für jede zu bestimmende Substanz muß genau überlegt werden, ob sich durch Lagerung der Probe Veränderungen der Konzentration ergeben können. Das gilt sowohl für Substanzen, die metabolisiert werden können, als auch insbesondere für Enzyme. Vor allem bei Enzymen gibt es solche, deren Aktivität bei Lagerung relativ konstant bleibt und andere, deren Aktivität sehr schnell abnimmt. Hier kann nicht aufgeführt werden, welche Substanzen welche Stabilität haben. Das steht in entsprechenden Handbüchern.

Ein weiteres Problem bei der Lagerung biologischer Proben ist der Wasserverlust durch Verdunstung. Bei größeren Proben (über 1 ml Flüssigkeit oder über 1 cm^3 Gewebe) ist dies nicht so kritisch. Man muß aber beachten, daß besonders im Tiefkühlschrank die relative Luftfeuchtigkeit sehr gering und die Verdunstung erheblich ist. Man sollte nicht glauben, wie viele Studenten meinen, im gefrorenen Zustand trete keine Verdunstung auf, obwohl ihnen der Begriff und die Technik des Gefriertrocknens bekannt ist. Absoluter Verdungstungsschutz ist notwendig. Für kleine Gewebeproben (20–100 mm^3) in größeren Gefäßen (1–10 ml) empfiehlt es sich, vorher einen Teil eines mit Ringerlösung oder PBS (Physiologische gepufferte Salzlösung) getränkten Zellstofftupfers in dem Gefäß zu frieren. Dies ergibt eine gute Wasserdampfsättigung im ganzen Gefäß und verringert das Austrocknen der Probe erheblich. Ein ähnliches Problem tritt bei Aufbewahrung von kleinen Flüssigkeitsmengen (1–50 µl) in kleinen verschlossenen Plastikbehältern im Kühlschrank auf. Der Wasseranteil verdunstet teilweise oder komplett und schlägt sich fast unsichtbar an den Gefäßwänden nieder. Mengen von 5–20 µl können so in wenigen Tagen „verschwinden". Eine exakte Rekonstitution des ursprünglichen Volumens ist wegen der Wassermenge an der Wand fast unmöglich.

Alle Werte stets an frisch gewonnenen Proben zu messen, ist in den meisten Fällen nicht durchführbar oder wegen des technischen Aufwandes bei der Bestimmung nicht wünschenswert. Es empfiehlt sich deshalb, als „interne Standards" für jede Probenserie

Lösungen mit bekannter Konzentration gleichzeitig mit den biologischen Proben in gleichem Volumen zu pipettieren und dann später mit der Stichprobe zusammen in gleicher Technik zu analysieren. Exakte interne Eichkurven ermöglichen die genaue Berechnung der unbekannten Proben auch bei systematischen Abweichungen des gesamten Probenumfangs. Es sollten jeweils drei Proben von drei verschiedenen Verdünnungen der zu analysierenden Substanz als interne Standards vorbereitet werden. Dabei sollten die Konzentrationen der Standards den Konzentrationsbereich der biologischen Proben einigermaßen abdecken. Sehr weitgehende Extrapolationen bergen große Fehlerquellen.

Auf die verschiedenen Techniken, die heute in vielen Labors angewandt werden, soll hier nicht eingegangen werden. Die Trennverfahren wie HPLC (High performance liquid chromatographie), Ionen-Austauscher-Chromatographie, Gelfiltration, Dünnschichtchromatographie, Acetat-Folien-Elektrophorese, Gelelektrophorese, Disc-Elektrophorese und die verschiedenen Methoden der Immunelektrophorese sind in den entsprechenden Handbüchern einschließlich der Fehlerquellen sehr gut beschrieben.

4.2. Histochemie

Histochemische Methoden lassen sich grob einteilen in Nachweise von Grundsubstanzen am fixierten Gewebe, Bestimmung von Enzymaktivitäten am Gefrierschnitt und Immunhistochemie. Die üblichen histologischen Techniken sollen im Teil 4.3. beschrieben werden. Dazu gehören auch wesentliche Teile der Histochemie von Grundsubstanzen. Dabei ist Vorsicht geboten, wenn Fette oder Lipoide nachgewiesen werden sollen. Die üblichen Fixierungsmittel (Formol, Bouin, Paraformdehyd, Glutaraldehyd etc.) fixieren (d.h. denaturieren, unlöslich machen) Proteine, Glykoproteine und teilweise Saccharide aber nicht alle Fette und Lipoide oder andere ähnliche Substanzen wie Cholesterin. Für diese Stoffgruppe sind Gefrierschnitte angebracht, wenn spezifische histochemische Nachweise geführt werden sollen. Osmiumsäure (OsO_4) fixiert zwar Fette und Lipoide „färbt" sie aber gleichzeitig schwarz.

Bei Enzymhistochemie und Immunhistochemie sollte möglichst

grundsätzlich mit frisch gefrorenem Gewebe und der Gefrierschnittmethode am Kryotom gearbeitet werden. Die dafür zur Gewebevorbereitung und beim Schneiden zu beachtenden Details werden im Teil 4.3. besprochen.

4.2.1. Enzymhistochemie

Die Enzymhistochemie beschäftigt sich mit allen Enzymen, bei denen durch eine einstufige Reaktion aus einem farblosen gelösten Substrat ein farbiges unlösliches Pigment gebildet wird. Es sind also nicht alle Enzyme enzymhistochemisch nachweisbar. Besonders wenn zweistufige Reaktionen, die in der Biochemie häufig sind, in der Histochemie benutzt werden sollen, tritt das Problem auf, das Hilfsenzym in ausreichender Konzentration in die Zelle zu bringen. Da man Topochemie betreiben will, soll die Zellmembran möglichst gut erhalten bleiben. Deshalb können relativ niedermolekulare Stoffe (MG bis ca. 5000) leicht in die Zelle hineindiffundieren, für Enzyme (MG meist deutlich über 20 000) bleibt die Zellwand eine Diffussionsbarriere.

Die Enzymhistochemie verwendet frisches Gewebe, das durch Frieren haltbar gemacht wurde, und möglichst konstante Inkubationszeiten. Bei zu langer Inkubation (z. B. für LDH) zeigen alle Zellen intensive Farbgebung und eine Differenzierung der Aktivität ist nicht mehr möglich.

Substrate müssen nicht Farbstoffbildner sein. Es können auch Substrate genutzt werden, die durch die Enzymreaktion zu Fluorochromen (fluoreszierenden Substanzen) werden.

Die Differenzierung von Isoenzymen in Gewebsschnitten läßt sich durch Vorinkubation mit einem entsprechenden präzipitiendem Antiserum erreichen, das für eines der Isoenzyme spezifisch ist. Bei allen Enzymnachweisen ist es unbedingt notwendig, auch jeweils Blindwerte anzufertigen.

Dabei genügt häufig eine Inkubation mit dem kompletten Gemisch **ohne** Substrat. Besser ist noch eine Vorinkubation mit einem spezifischen Hemmstoff (Inhibitor) gefolgt von einer Inkubation mit dem kompletten Gemisch. Parallel dazu muß eine Vorinkubation mit dem Lösungsmittel des Inhibitors durchgeführt werden. Am günstigsten ist es immer, wenn man die im Labor bereits verwendeten Methoden übernimmt. (Siehe letzter Absatz von 4.1.)

4.2.2. Immunhistochemie

Immunhistochemie wird fast ausschließlich an Gefrierschnitten von unfixiertem und unentkalktem Gewebe durchgeführt. Manchmal sind zur Gewebserhaltung Methoden mit fixiertem Gewebe angebracht.
Bei fixiertem Gewebe muß man besonders streng darauf achten, ob nicht unspezifische Fluoreszenz entsteht. Bei den meisten löslichen Antigenen wird durch die Fixierung (d.h. Denaturierung) die antigene Eigenschaft zerstört. Bei polymeren Fasern (Collagen, z.T. intermediäre Filamente) verändert sich das Antigen durch Fixierung nicht wesentlich. Im Einzelfall sollte dies jedoch stets überprüft werden, indem man Gefrierschnitte und fixiertes Gewebe simultan (d.h. auf demselben Objektträger) inkubiert. Es ist angebracht, sich nicht auf bereits vorliegende Publikationen zu verlassen (siehe dazu Kapitel 4.3.1.1., S. 68).
Der Schnitt wird immer mit Antiserum inkubiert. Es können direkt im Gewebe vorliegende Antikörper oder Antigene nachgewiesen werden (direkte Methode). Dabei handelt es sich entweder um den Nachweis von körpereigenen Antikörpern, wie z.B. bei der Glomerulonephritis, oder mit Hilfe von monoklonalen Antikörpern werden bestimmte Zelltypen differenziert, z.B. T-Lymphozyten, Mastzellen, Langerhanssche Zellen.
Sollen Antikörper in biologischen Flüssigkeiten (wie Serum, Liquor cerebrospinalis) nachgewiesen werden, muß zunächst das Gewebe mit der entsprechenden Flüssigkeit inkubiert werden, gefolgt von einer Inkubation mit einem Antiserum gegen die Immunglobuline der entsprechenden Spezies. Diese Antiseren (second antibody) sind markiert, um sie mikroskopisch sichtbar zu machen. Am häufigsten wird mit Fluorescein oder anderen Fluorochromen markiert. Bei geringen Antigen- bzw. Antikörper-Konzentrationen verwendet man enzymmarkierte Antiseren. Die Komplexe aus Antikörpern und Fluorochrom bzw. Enzym sind instabil. Der Zerfall der Komplexe ist sehr unterschiedlich. Deshalb sind alle Vorschriften für die Lagerung und die Verwendung exakt einzuhalten, um nicht zu schwache positive Reaktionen und zu starke Hintergrundfärbung, bzw. unspezifische Reaktionen zu erhalten.
Jeder Anfänger auf diesem Gebiet sollte sich den folgenden Satz merken: „Es ist kein Kunststück, in jedem beliebigen Gewebe jeden beliebigen Grad von Fluoreszenz zu erzeugen." Häufig sind falsch positive Reaktionen auch gut reproduzierbar, weil systematisch

derselbe Fehler gemacht wird. Schon eine Verunreinigung des Eindeckmittels (z. B. Glycerin-Gelatine) kann auf Schnitten „schöne" Muster unterschiedlicher Intensität erzeugen. Dies überprüft man am besten weit außerhalb des Schnittes an der Grenze des Eindeckmittels oder an eingeschlossenen Luftbläschen. Auch freies Fluorescein kann „schöne" falsch positive Bilder ergeben. Ungebundenes Fluorescein kommt in mehr oder weniger großen Anteilen in jedem markierten Antiserum vor. Fluorescein hat eine gute Lipidlöslichkeit. Daraus ergibt sich gelbe ins rötliche tendierende granuläre Fluoreszenz. Daneben hat es eine besondere Affinität zu sauren Mukopolysacchariden. Es resultiert eine streifige bis fibrilläre grüne Fluoreszenz im Bindegewebe oder an bestimmten Membranen, wie z. B. der Bowmanschen Kapsel. Hier hilft zur Elimination falsch positiver Befunde nur eine Vorinkubation mit Antiserum, das nicht markiert ist, gefolgt von einer Inkubation mit markiertem Antiserum. Wenn dann keine Fluoreszenz auftritt, war der erste Befund wirklich positiv. Bei der indirekten Methode kann es vorkommen, daß nach der ersten Inkubation mit dem den Antikörper enthaltendem Serum bzw. mit der entsprechenden biologischen Flüssigkeit nicht ausreichend gespült wurde. Das führt zu einer relativ gleichmäßigen grünen Fluoreszenz im Gewebe. Hier kann nur eine Inkubation mit einem Serum ohne Antikörper Klarheit darüber schaffen, ob es sich um spezifische oder unspezifische Reaktionen handelt.

Es ist unbedingt notwendig, bei jeder Inkubationsserie (meist arbeitet man parallel an acht oder zwölf Schnitten) zwei bis drei verschiedene Blindwerte mitzuführen.

Beim Nachweis humoraler Antikörper im menschlichen Serum gegen körpereigenes Gewebe (hier in der Regel homolog nicht autolog) sollten folgende Blindwerte jedesmal mitgeführt werden.

Erste Inkubation mit:
1) Patientenserum, das sicher keinen solchen Antikörper enthält (Negativkontrolle)
2) PBS* (Blindwert)
3) Patientenserum, das entsprechende Antikörper enthält (Positivkontrolle)

---

* PBS: physiological buffered saline

Auch wenn dies alles beachtet wurde, können noch falsch positive Reaktionen auftreten, wenn der Schnitt während der Inkubation ganz oder teilweise getrocknet ist.
Besonders kritisch ist dies während der Inkubation mit dem Patientenserum oder mit dem markierten Antiserum. Besonders anschaulich ist dies beim „Randeffekt". Bestimmte Strukturen zeigen dann am Rande des Schnittes besonders starke oder besonders schwache Fluoreszenz.
Ähnliches findet sich, wenn die Schnitte vor der Inkubation bei Zimmertemperatur nicht gleichmäßig getrocknet waren. Das Antiserum dringt in die trockenen Gewebsteile besser ein als in die feuchten.
Wurden die Schnitte vor dem Trocknen mit einer Gelatineschicht bedeckt, um Abschwimmen zu vermeiden, kann schon eine ungleichmäßig starke Überschichtung zu unterschiedlicher Trocknung und damit zu unterschiedlicher Fluoreszenz führen. Es empfiehlt sich deshalb für diesen Vorgang, nach Aufsetzen eines dicht abschließenden Kunststoffringes auf das Deckglas bzw. den Objektträger, gleiche Mengen heißer Gelatine (nicht kochend!) auf den noch feuchten Schnitt zu gießen. Empfehlenswert ist es zudem, sowohl die Gelatine als auch die Objekte auf einer Platte gleichmäßig zu temperieren.
Sehr zu empfehlen ist im Anschluß an die Immuninkubation eine Gegenfärbung mit Evans blue. Dadurch fluoreszieren alle Strukturen, die nicht positiv reagiert haben, dunkelrot. Das ist besonders für die Mikrofotografie ein wirksamer Kontrast.
Zum Schluß noch einmal: Seien Sie vorsichtig bei positiven Reaktionen und prüfen Sie exakt anhand von Blindwerten, ob es sich nicht um falsch positive Werte handelt.
Nicht vergessen sollte man, einige Schnitte zu fixieren und zu färben (Hämatoxilin, Eosin) und sich anhand von Histologiebüchern mit den Gewebestrukturen vertraut zu machen.

4.3. Histologie

Mit der Histologie lassen sich Zellen und Gewebe untersuchen. In der klinischen Medizin handelt es sich meist um Gewebe, das durch Erkrankungen oder Experimente verändert wurde. Man arbeitet also in der Regel auf dem Gebiet der Pathohistologie.

Wenn es sich also um Veränderungen von Zellen und Geweben handelt, ist einer der wichtigsten Punkte, echte pathologische Veränderungen von Artefakten zu unterscheiden. Die Artefakte können bei der Gewebsentnahme (Biopsie) entstehen oder es sind postmortale Veränderungen. Für beide Artefaktarten gibt es typische Anzeichen. In der lichtmikroskopischen Histologie spielen sie keine sehr große Rolle, es sei denn man arbeitet auf den Gebieten der Enzymhistochemie oder der Immunhistochemie. Ganz besondere Bedeutung erhalten Artefakte in der Elektronenmikroskopie. Selbst lichtmikroskopisch ganz unauffällig erscheinende Gewebe zeigen oft im Elektronenmikroskop schwerste artifizielle Veränderungen.

Weil die meisten in der klinischen Medizin untersuchten Gewebe während Operationen entnommen werden, ist ein ständiger Kontakt zwischen dem Operateur und dem Histologen bzw. Elektronenmikroskopiker unerläßlich, damit durch ständige und kontinuierliche Rückkopplung eine möglichst das Gewebe schonende Entnahme sichergestellt werden kann. Bei kleineren Gewebeproben können sonst bis zu 90% des Gewebes Artefakte aufweisen, die durch die Entnahme durch den Operateur bedingt sind. Sind die Artefakte am Semidünnschnitt nicht zu erkennen, sondern erst am Ultradünnschnitt im Elektronenmikroskop, kann es bei einer einzigen Biopsie mehrere Wochen dauern, bis der Bearbeiter eine Stelle findet, die nicht artifiziell verändert ist. Dies beeinträchtigt den Fortgang der Untersuchungen erheblich. Dabei kann es vorkommen, daß der Elektronenmikroskopiker erst fünf bis zehn Gewebeproben untersuchen will, bis er sich bei einem neuen Arbeitsgebiet zu einer endgültigen Aussage entschließt. Dies erfordert von beiden Seiten große Geduld. Der Operatuer drängt, weil er bald Ergebnisse sehen will; der Histologie bremst, weil er nicht genügend artefaktfreies Gewebe erhält.

Für Studenten empfiehlt es sich deshalb, nur solche Themen (vor allem elektronenmikroskopisch) zu bearbeiten, bei denen Artefakte weitgehend bekannt sind. Es ist wenig hilfreich, zum Vergleich Gewebe zu benutzen, das von Kadavern stammt (Pathologisches bzw. Gerichtsmedizinisches Institut). Besonders bei Geweben, die intravital in einer gewissen Spannung gestreckt sind wie Muskeln, Gefäße, Nerven oder Drüsenkanäle, ist ein Vergleich mit Leichengewebe selbst bei gleicher Entnahmetechnik und Fixierung nicht zulässig. Postmortal ist die Elastizität nicht vorhanden und zudem hat die Autolyse die Zytostruktur stark verändert.

4.3.1. Lichtmikroskopie

Die Lichtmikroskopie wird üblicherweise mit Schnitten von Geweben durchgeführt, das in Paraffin eingebettet war. Die Schnittdicken liegen bei 5–10 µm. Günstiger ist für die Lichtmikroskopie die Einbettung in Kunststoff. Dadurch sind Schnittdicken um 1 µm zu erreichen. Im Lichtmikroskop wird die Auflösung verbessert. Zum anderen lassen sich von demselben Gewebeblock auch Ultradünnschnitte für die Elektronenmikroskopie herstellen.
Wenn Einbettung in Kunststoff nicht üblich ist, sollte der Doktorand nicht versuchen, sie einzuführen. Es soll nicht unerwähnt bleiben, daß kunststoffeingebettete Schnitte auch Nachteile haben. Viele in der normalen Histologie übliche Färbemethoden sind an diesen Schnitten nicht anwendbar.

4.3.1.1. Fixierung, Einbettung, Schneiden

Die Fixierungslösung bewirkt, daß die im Solzustand oder Gelzustand vorliegenden Zell- und Gewebeteile denaturiert werden. So werden Proteine, Mukopolysaccharide, Nukleinsäuren etc. durch die Einwirkung von Säuren oder organischen Lösungsmitteln an Ort und Stelle unlöslich, also fixiert. Dies geschieht durch Verknüpfung zu höhermolekularen Aggregaten oder durch Verlust der Tertiärstruktur. Hier liegt ein chemischer Vorgang vor, der je nach dem Mechanismus bei verschiedenen Substanzen typische Gruppen oder Seitenketten verändern kann. Deshalb ist nicht jede Fixierung für jede Färbung tauglich. Die Färbung ist eine Art histochemischer Nachweise einer bestimmten Stoffgruppe mit Hilfe eines bestimmten Farbstoffes. Es ist deshalb wichtig, für die jeweilige Substanz/Struktur die richtige Fixierung zu wählen.
Ohne Fixierung wird üblicherweise gearbeitet, wenn man Gefrierschnitte für Enzymhistochemie oder Immunhistochemie benötigt. Hier sollte das Gewebe so bald wie möglich und so schnell wie möglich eingefroren werden. Wenn es sich um sehr empfindliche Enzyme handelt, ist es ratsam, mit einem Behälter voll flüssigem Stickstoff in den OP zu gehen, um die noch körperwarme Biopsie sofort einfrieren zu können. Auch bei der Immunhistochemie können sich die sehr schnell eintretenden autolytischen Veränderungen durch diffuse Hintergrundfluoreszenz unangenehm bemerkbar machen.
Der Student sollte aber genau abwägen, ob diese Maßnahme

unerläßlich ist. Operateure und OP-Personal reagieren oft wenig freundlich auf das Auftauchen von Studenten im OP. Insbesondere dann, wenn dies (wie meist üblich) unangemeldet und ohne vorherige Information geschieht. Auch hier ist Planung und Information weitaus besser als plötzliche Intuition.

Nach der Fixierung folgt die Entwässerung des Gewebes für die Einbettung. Dafür sind hinreichend Vorschriften vorhanden. Vergessen wird häufig, daß das Gewebe durch die Behandlung mit organischen Lösungsmitteln nicht unerheblich schrumpft und daß bestimmte Substanzen (Fette, Lipoide etc.) in Lösung gehen. Dasselbe gilt für freie Aminosäuren, Zucker und Nukleotide.

Für die Einbettung sind Anweisungen vorhanden. Zum Teil erfolgt sie in Automaten. Wichtig ist, daß jede Gewebeprobe ausreichend gekennzeichnet ist. Sehr empfehlenswert ist das Anbinden eines kleinen Fotopapierzettels mit einfachem Nähfaden (Baumwolle). Ist der Zettel mit Graphitstift beschriftet (normaler Bleistift), wird die Schrift auch in den Lösungsmitteln nicht „gelöscht".

Gewebe für Gefrierschnitte wird nicht entwässert oder eingebettet. Durch die Denaturierung in organischen Lösungsmitteln verlieren Enzyme, Antigene und Antikörper ihre biologische Aktivität fast völlig und meist irreversibel.

4.3.1.2. Färbung

Eine übliche histologische Färbung ist Hämotoxylin/Eosin. Darüber ist nicht viel zu sagen, da nicht viel falsch zu machen ist. Zu den häufigsten anderen Färbungen gehört Goldner-Trichrom. Sie ist beliebt, weil sich der Bindegewebsanteil des Gewebes grün hervorhebt. Aber hier ist Vorsicht geboten, denn bei zu langer Färbung mit Lichtgrün und unzureichender Differenzierung mit 1%iger Essigsäure können fast alle Gewebeanteile, auch diejenigen, die nicht zum Bindegewebe gehören, grün erscheinen. Die richtige Differenzierung ist dann gelungen, wenn die Erythrozyten orange-rosa erscheinen.

Bei allen histologischen Färbetechniken ist die richtige Differenzierung, d. h. in den meisten Fällen das Herauslösen eines Farbstoffes entscheidend. Da der Farbstoffanteil verschiedener käuflicher Präparate sehr unterschiedlich sein kann, ist das Einhalten bestimmter Zeiten nicht sinnvoll. Abhängig von der Fixierung und dem pH der Färbelösung können die Färbezeiten stark variieren. Man sollte sich daran gewöhnen, an jeweils einem Präparat die Färbung mikroskopisch zu kontrollieren.

Die unterschiedliche Farbstoffkonzentration verschiedener käuflicher Präparationen hängt damit zusammen, daß große Mengen des Farbstoffes für die Küpenfärberei in kleineren Verpackungen für die Histologie angeboten werden (der Textilfärber erwartet, daß entsprechende „Stellsalze" für die Komplexbildung mit der Faser schon zugegeben sind).

Es gibt nur wenige Firmen, die diese Stellsalze entfernen, um 100% Farbstoff zu liefern (u. a. Serva). Die Herkunft aus der Textilfärberei läßt sich an vielen deutschen Farbbezeichnungen erkennen. B steht für „blaustichig". So ist Echtblau BB, das häufig bei histochemischen Reaktionen angewandt wird, nicht besser als Echtblau B. Das erstere ist beim Textilfärben nur doppelt so „blaustichig" wie das zweitere. Desgleichen ist das bei der Proteinfärbung von Elektropherogrammen häufig angewandte Amidoschwarz 10B ein Farbstoff, der an Textilien einen zehnfach blaustichigen schwarzen Farbton erzeugt.

Diese Bezeichnungen schaffen beim Unerfahrenen mehr Verwirrung als Klarheit. Die Buchstabenfolge nach der Farbbezeichnung hat in der Histochemie keine Bedeutung. Das Lichtgrün F bei Goldner-Trichrom färbt das Bindegewebe keineswegs „fahl".

4.3.1.3. Mikrophotografie

Zu diesem Thema ist nicht allzuviel zu sagen, weil in den meisten Institutionen automatisierte Photomikroskope vorhanden sind. Das heißt, die optimale Belichtungszeit wird automatisch geregelt. Professionale Filme sind farbechter und farbintensiver. Meist ist ein daylight-(Tageslicht-)film besser als ein Kunstlichtfilm. Eine Verlängerung der Belichtungszeit auf ca. 20–30 sec durch Einschalten von Graufiltern ist angebracht. In der Regel werden dadurch die Farben leuchtender und die Zeichnung feinster Strukturen wird verbessert.

Farbphotografie schließt die Anwendung von Farbfiltern aus. In der Schwarzweißphotografie kann sie zur Kontrastierung angezeigt sein. Dann sind natürlich die Komplementärfarben zu benutzen. Also zur Kontrasterhöhung von Rot ein Grünfilter und von Blau ein Gelbfilter.

Entscheidend ist die hohe Vergrößerung für die Aussagekraft eines Mikrobildes. Man kann Details besser erkennen und die Farbintensität nimmt zu. Besonders zu beachten ist dies bei der Fluoreszenzmikroskopie (Immunhistochemie) mit Auflichtkondensor. Dabei nimmt mit höherer Vergrößerung auch die eingestrahlte

UV-Intensität zu (bzw. Blau bei Fluorescein) und somit auch die Fluoreszenz.
Ein wichtiger Hinweis für den Anfänger ist: Möglichst hohe Vergrößerungen wählen. Auf diese Weise können auch Artefakte im Präparat wie Risse im Schnitt, Falten, eingeschlossene Luftbläschen oder Fussel leicht aus dem Bild „entfernt" werden.
Im Rahmen der klinischen Medizin mikroskopiert man fast ausschließlich im Hellfeld. Dunkelfeld, Phasenkontrast und Interferenzkontrast sind häufig in der Biologie angebracht. Diese Techniken sind anderenorts ausgiebig beschrieben.
Falls das Ihnen zur Verfügung stehende Mikroskop eine Einrichtung für Phasenkontrast hat, läßt sich diese an gefärbten Präparaten einsetzen. Man erhält bei Toluidinblaufärbung von Knochen im Phasenkontrast herrliche Farben. Zusätzlich wird die Information über die Struktur des Knochens erhöht. Auch bei Enzymhistochemie ist der Phasenkontrast nützlich, um die Strukturen deutlicher hervortreten zu lassen, die nicht mit Farbpigmenten markiert sind. Hier läßt sich auch der Normansky-Interferenzkontrast einsetzen.

4.3.2. Elektronenmikroskopie

Die Elektronenmikroskopie ist in jeder Institution eine geläufige Technik. Wichtige Teile davon sind auch für einen Studenten in relativ kurzer Zeit erlernbar (ca. zwei Wochen). Dies betrifft die Fixierung, die Einbettung, das Trimmen, das Schneiden von Semidünnschnitten einschließlich der Herstellung von Glasmessern, die Färbung von Semidünnschnitten und die Mikrophotografie. Die Herstellung von Ultradünnschnitten und die Bedienung des Elektronenmikroskops erfordern eine Trainingszeit von jeweils etwa drei Monaten. Dieser Zeitaufwand ist für einen Doktoranden der klinischen Medizin zu hoch. Deshalb sollten diese Tätigkeiten von geübten Mitarbeitern durchgeführt werden.
Zuvor sollen die vielfältigen Möglichkeiten der Artefakte und ihrer Entstehung besprochen werden. Leider gibt es kein Buch, das sich systematisch mit den Artefakten der Elektronenmikroskopie von Biopsien beschäftigt.
Am einfachsten festzustellen sind autolytische Erscheinungen. Dazu gehören verquollene oder aufgelöste Mitochondrien, Verlust von Membranen um Vesikel oder im endoplasmatischen Retiku-

lum und Kernlyse. Da diese Zytostrukturen Rückschlüsse auf den Funktionszustand und die Stoffwechselaktivität der Zelle zulassen, sollte man bestrebt sein, sie unbedingt zu erhalten. Hier hilft bei Biopsien nur die unmittelbare Fixierung von kleinen Gewebsstücken (ca. 1 mm^3). Bei größeren Gewebeproben sind nur die Randpartien optimal fixiert. Die im Zentrum liegenden Teile sind meist schon autolytisch verändert.

Hierin liegt das Dilemma der Elektronenmikroskopie von Biopsien, die bei Operationen entnommen wurden. Denn gerade die Randpartien der Gewebeproben sind meistens artifiziell verändert. Häufig sind solche Veränderungen unvermeidlich. Die Ursache dafür sind das Spülen des Operationsgebietes, die Hitzeentwicklung bei der Anwendung von Elektrokautern und die mechanischen Druck- und Zugänderungen durch die Besteckteile, wie Pinzetten, Klemmen oder Retraktoren und Spreizern.

Alle diese Artefakte sind nahezu unumgänglich, weil der Operateur vor allem das optimale Gelingen der Operation beachten muß. Nur ganz hervorragenden Operateuren gelingt im Laufe der Zeit ein Umdenken. Nur wenn sie gleichzeitig auch großes Interesse an der elektronenmikroskopischen Forschung haben, können sie so weit kommen, die Entnahme einer Biopsie nicht mehr als Nebensächlichkeit zu betrachten. Nur diesen ausgezeichneten Operateuren gelingt es ohne Hintansetzung des Patienten gleichzeitig optimal behandelte Biopsien zu gewinnen.

Die Unterschiede zwischen Biopsien und Gewebeproben von Kadavern ist somit leicht zu erklären.

Bei der Entnahme in der Pathologie wird nicht gespült oder gekautert. Zudem sind die natürlichen Spannungszustände verloren. Deshalb können selbst bei identischer histologischer Prozedur die Differenzen gewaltig sein.

Aus dem eben Erläuterten erklärt sich, weshalb die Elektronenmikroskopie an Biopsien sozusagen ein Tanz auf dem Vulkan wird. Man bewegt sich auf dem schmalen Grat optimal erhaltenen Gewebes, der zwischen den äußeren artifiziell veränderten und den inneren autolytisch veränderten Gewebeteilen liegt. Sind die äußeren geschädigten Teile zu weit zentripetal vorgeschoben, ist die Biopsie unbrauchbar.

Es ist deshalb für einen Doktoranden ratsam, die Gewebeproben, die von einem erfahrenen Operator entnommen werden, intensiv zu bearbeiten.

4.3.2.1. Fixierung, Einbettung, Schneiden

Die Fixierung von Geweben für die Elektronenmikroskopie ist eine ebenso delikate Angelegenheit wie die Entnahme des Gewebes. Es muß alles unterlassen werden, was weitere Artefakte hinzufügen kann. Dies betrifft die Manipulation des Gewebes mit Pinzetten, Adhäsionen an Gefäßwänden und Austrocknen der Gewebe im Verlauf der Prozedur. Man transportiert das Gewebe deshalb am besten in kleinen geschlossenen Drahtnetzen. Bei sehr kleinen Proben hat sich das Einschließen des Gewebes zwischen zwei Stückchen Zigarettenpapier (nicht die gummierten Teile benutzen!) als sehr günstig erwiesen. Im feuchten Zustand haften diese Blättchen sehr gut aneinander und sind für alle Medien durchlässig. Das Zigarettenpapier sollte vor der Einbettung entfernt werden. Bei ganz winzigen Gewebsproben kann man es auch belassen, um die Orientierung zu verbessern.

Bei der Elektronenmikroskopie müssen anders als bei der lichtmikroskopischen Histologie alle Inkubationszeiten sozusagen auf die Minute genau eingehalten werden. Das beginnt schon bei der Fixierung. Die meisten Fixierungsmittel wie Paraformaldehyd, Glutaraldehyd oder Osmiumsäure enthalten von vornherein einen gewissen Anteil an freien Säuren, der sich im Verlauf der offenen Lagerung (also während der Fixierung) erhöht. Diese Säuren können das Gewebe erheblich mazerieren oder zumindest die Zytoarchitektur deutlich verändern. Auch bei allen weiteren Stufen der Entwässerung und Einbettung ist eine Verlängerung der angegebenen Zeiten gewebsschädigend. Erst nach der Polymerisation des Kunststoffes kann man das Gewebe unbedenklich unbegrenzt aufbewahren.

Das Anfertigen von Semidünnschnitten ist kein besonders kritisches Verfahren. Hier ist vor allem beim Transport der Schnitte und der Streckung auf dem Deckglas darauf zu achten, daß keine Falten und Risse entstehen. Beides beeinträchtigt die Mikroskopie erheblich.

4.3.2.2. Färbung

Für die Färbung von Semidünnschnitten gilt ähnliches wie bei der Lichtmikroskopie. Einige übliche Färbungen wie die von Karnovski sind einfach durchzuführen. Man muß regelmäßig kontrollieren, ob das Gewebe überfärbt oder zu blaß ist. Spezialfärbungen zur selektiven Markierung bestimmter Gewebe- und Zellteile sind

dort, wo sie gebraucht werden, zur sicheren Routine geworden.
Ultradünnschnitte werden kontrastiert, meist mit Uranylacetat und Bleicitrat. Auch hier sind so viele Artefakte möglich, daß man diesen Vorgang besser den Geübten überläßt.

4.3.2.3. Analyse am Elektronenmikroskop

Die Elektronenmikroskopie besteht nicht aus der Beherrschung der technischen Vorgänge und der Geräte, sondern aus der Beurteilung der Gewebe. Das setzt Kenntnisse auf dem Gebiet der submikroskopischen Pathologie voraus. Ein einzelner Schnitt ist im Elektronenmikroskop betrachtet riesig und enthält viele einzelne Bildausschnitte. Entsprechend ist das Durchmustern auch wesentlich zeitaufwendiger als in der Lichtmikroskopie. Deshalb sollte dieser Vorgang nicht von den Doktoranden selbst durchgeführt werden. Natürlich kann jeder technisch Versierte bald von einem Ultradünnschnitt ein Bild anfertigen. Dabei handelt es sich aber meist um Übersichtsbilder, die in der Regel keinen größeren Informationsgehalt haben als gute lichtmikroskopische Aufnahmen. Auch in der Elektronenmikroskopie sind besonders die hohen Vergrößerungen wichtig. Um mit hohen Vergrößerungen arbeiten zu können, muß man die pathologische Aussagekraft eines Details richtig beurteilen.
Dazu benötigt man mehr Kenntnisse als sich ein Student innerhalb eines Jahres aneignen kann.

4.3.3. Lernen der Histopathologie

Die histologischen Vorkenntnisse eines Studenten reichen in der Regel nicht aus, um spezielle Fragestellungen ergiebig bearbeiten zu können. Entsprechende Kenntnisse kann man sich aber relativ schnell aneignen. Es geht dabei nicht darum, die gesamte Histologie hervorragend zu beherrschen. Die Strukturen von Zellen und Geweben eines bestimmten Organs oder Organteiles sind sicher schnell zu beurteilen. Hierbei ist sehr wichtig, daß man diesen Lernvorgang vor den Beginn der eigenen Untersuchungen setzt. Es ist außerordentlich mißlich, wenn man am Ende einer histologischen Arbeit, bei der man routinemäßig von vielen Blöcken viele Schnitte angefertigt hat, feststellen muß, daß ein großer Teil der

Schnitte überflüssig war. Möglicherweise stellt sich dann zum Schluß auch noch heraus, daß eine andere Färbung hätte angewandt werden müssen, um völlige Sicherheit zu erlangen. Falls dann noch die Fixierung für die entsprechende Färbung unzureichend ist, steht man vor einer unangenehmen Situation. Man hat etwa zwei bis drei Semester lang Experimente durchgeführt und histologische Aufarbeitungen erledigt und stellt dann fest, daß nur 10–20% der Präparate verwertbar sind. Viel Zeit wurde verbraucht und der Termin drängt, weil man vor dem Examen an der Universität mit der Doktorarbeit fertig sein will. Dies hätte sich vermeiden lassen, wenn – oder besser gesagt – das läßt sich vermeiden, wenn man sich rechtzeitig mit der Histologie vertraut gemacht hat.
Für die Elektronenmikroskopie gilt ähnliches. Es hat keinen Sinn, eine Serie von Präparaten einzubetten und später festzustellen, daß entweder die Fixierung oder die Einbettung schlecht waren.
Bücher gibt es viele, die die normale und pathologische Histologie bzw. Zytostruktur beschreiben. Es ist unabdingbar, sich rechtzeitig damit vertraut zu machen.

4.3.4. Morphometrie

Histologen und Elektronenmikroskopiker beschreiben qualitativ. Das ist bei der Beurteilung der Pathologie von verdächtigen Gewebeproben ausreichend. Aber in der histologischen und submikroskopischen Forschung genügt es nicht, einfach festzustellen, eine Gewebsschicht sei verdickt, ein Zelltyp trete gehäuft auf oder ein Gewebebestandteil sei vermehrt. Hier sollte auch in den Dissertationen das Zählen und Messen hinzukommen.
Quantitative Morphometrie muß nicht unbedingt technisch sehr aufwendig sein. Wenn in der Institution, an der man arbeitet, ein entsprechendes modernes Gerät vorhanden ist, sollte man es benutzen. Aber es gibt auch sehr einfache Techniken, die an Relevanz nicht verloren haben.
Das einfache Auszählen bestimmter Zelltypen in einem gewissen Bereich wird selbst beim Differentialblutbild in jedem klinischen Labor praktiziert. Längenmessungen oder die Bestimmung der Dicke von Schichten lassen sich mit einem Meßokular durchführen. Für Flächenbestimmungen gibt es die einfache, aber sehr wirkungsvolle Treffermethode nach Weibel, E.R., Elias, H.:

Quantitative Methods in Morphology, Springer, Heidelberg 1967. Oder man mißt an Papierabzügen und holt dafür das Polarplanimeter wieder aus der Schublade.

Die modernen Einrichtungen für die quantitative Histomorphometrie sind sehr exakt und praktisch, aber sie kosten mehrere tausend Deutsche Mark. Man sollte deshalb nicht die quantitative Auswertungen so lange verschieben, bis die Institution finanziell in der Lage ist, diese Geräte zu beschaffen. Falls man zwei verschiedene Zustände vergleichen kann (z. B. normal und pathologisch), sollte möglichst eine Doppelblindstudie angelegt werden.

Die einfachen Techniken haben den Nachteil, daß man selber rechnen muß und ein wenig von der Statistik versteht. Die meisten Morphologen scheinen eine gewisse Scheu vor dem Rechnen und der Statistik zu empfinden. Aber es besteht die Hoffnung, daß die jungen und tüchtigen Studenten, denen Computer etwas mehr bedeuten als ein erschreckendes Wort, die Scheu leichter überwinden.

Viele Bücher sind über Morphometrie geschrieben worden. Leider sind sie häufig vollgestopft mit Formeln und methodischen Diskussionen. Aber lassen Sie sich nicht abschrecken. Man muß die Formeln weder auswendig lernen und erst recht nicht begreifen oder ableiten können, um mit ihnen erfolgreich zu arbeiten.

4.4. Klinische Untersuchungen

Klinische Studien sind ein umfangreiches Gebiet. Dazu kann auf dem hier vorhandenen Raum nicht alles erwähnt werden. Zudem haben die Autoren auf diesem Gebiet keine umfangreiche Erfahrung. Leider gibt es zu diesem Themenkreis nicht viel systematische Literatur. Am ehesten noch hilft hier die Biomathematik.

Messen und Zählen sind auch in der klinischen Medizin sehr oft möglich. Somit läßt sich vieles statistisch auswerten. Häufig sind Symptome nicht direkt meßbar. Mit einiger Überlegung kann man sich auf jedem Gebiet Zahlenskalen erarbeiten, um eine Erkrankung zu beurteilen. Die meisten Kliniker mißtrauen solchen Maßnahmen und wenden ein, diese seien nicht objektiv und nicht exakt genug. Zum ersteren muß gesagt, werden, daß Doppbelblindstudien abhelfen können. Zum zweiten muß man wissen, daß auch die biologische Variation von meßbaren Größen wie Blutzucker,

Antibiotikakonzentrationen im Blut etc. selbst in Normalkollektiven bei etwa 30% liegt.

Der Karnofski-Index ist ein gutes Beispiel, wie wertvoll eine subjektive Zuordnung eines Zustandes zu Zahlenwerten sein kann. (Siehe gesondertes Blatt, S. 92). Die Zuordnung eines solchen Wertes wird auch bei grober Fehleinschätzung selten fälschlicherweise 30% zu hoch oder zu niedrig werden. Bei einzelnen Schätzungen müßte der Wert noch viel stärker abweichen (bis zu 50%), damit bei einer Mittelwertberechnung ein Variationskoeffizient von 30% auftritt. Da dies undenkbar ist, erweist sich eine subjektive Zuordnung als sinnvoll. Der Doktorand sollte in Zusammenarbeit mit seinem Doktorvater versuchen, solche Zuordnungen aufzustellen. Häufig sind sie schon vorhanden.

Bei klinischen Studien unterscheidet man zwischen prospektiven und retrospektiven Studien. Häufig wird nur den prospektiven Studien ein Sinn zugeschrieben. Zudem sollten sie Doppelblindstudien sein.

Letzteres ist auf operativem Gebiet nicht mehr zulässig und war auch früher vom medizinisch ethischen Standpunkt nur schwer zu vertreten.

4.4.1. Prospektive Studien

Prospektive Studien sind am einfachsten durchzuführen, wenn ein neueingeführtes Präparat mit einem herkömmlichen in bezug auf den Therapieerfolg verglichen werden soll. Dabei lassen sich am einfachsten Doppelblindstudien durchführen, bei denen weder der Patient noch der behandelnde Arzt darüber informiert sind, welches Präparat jeweils verabreicht wurde. Dabei lassen sich entweder objektive Parameter oder subjektive Zuordnungen statistisch auswerten (Giebel, Rejula, Breuninger 1979). Placebokontrollierte Doppelblindstudien sind problematisch, weil ja alle Patienten darüber informiert werden müssen, daß sie möglicherweise eine unwirksame Substanz erhalten. Der Hinweis auf die Verwendung von Phytotherapeutika, die als Placebo zulässig sind, hat wohl mehr anekdotischen Wert. Bei voller Aufklärung würde die Mehrzahl der Patienten auch dies ablehnen.

Auf operativem Gebiet sind prospektive Studien durchführbar, wenn in einer Klinik eine neue Technik eingeführt werden soll. Solange die neue Methode, was vom ärztlichen Standpunkt aus

völlig richtig ist, ausschließlich von den erfahrenen Ärzten durchgeführt wird, ist ein prospektiver Vergleich zu den alten Methoden biomathematisch nicht sinnvoll (Näheres dazu unter dem Begriff Erfolgskontrolle im Kap. 4.4.2.).
Für den Studenten ist die Arbeit an einer prospektiven Doppelblindstudie nur dann sinnvoll, wenn innerhalb eines vernünftigen Zeitraumes (ca. ein Jahr) auch ausreichend entsprechende Fälle behandelt und ausgewertet werden können. Hier sind oft die Aussagen über die Anzahl bestimmter Krankheitsbilder pro Jahr von erfahrenen Klinikern leider zu optimistisch.
Bedauerlicherweise hat nicht jede Klinik eine exakte Statistik über die Häufigkeit einzelner behandelter Erkrankungen über Jahre hinaus (Basisdokumentation).

4.4.2. Retrospektive Studien

Retrospektive Studien mit Kontrolle des Therapieerfolges sind die häufigsten in der klinischen Medizin vergebenen Doktorarbeiten. Das größte Problem bei dieser Art von Studien liegt darin, daß sich meistens im Verlauf der Arbeit herausstellt, daß die Krankenblätter nicht so geführt sind, wie es für die optimale Auswertung wünschenswert wäre. Häufig sind die Anamnesen nicht gleichermaßen umfangreich oder die Diagnose hat sich im Laufe der Zeit verändert oder einige interessant erscheinende Nebendiagnosen werden nicht vom gesamten Kollegium gleichermaßen erhoben oder die Befunde bei den Nachuntersuchungen sind recht lückenhaft oder, oder etc. Daran kann der Student nachträglich nichts ändern. Wenn alle Patienten zur Nachuntersuchung noch einmal einbestellt werden, ist die positive Rückkoppelung erschütternd gering. Es muß davor gewarnt werden, ein solches Verfahren der Einbestellung zur Nachuntersuchung unbedacht durchzuführen. Hinterbliebenen von bereits verstorbenen Patienten oder Patienten, die sehr weit entfernt oder im Ausland wohnen, wird da häufig zuviel zugemutet. Man möchte meinen, ein solcher Hinweis sei nicht notwendig, weil selbstverständlich. Die Tatsachen haben aber leider gezeigt, daß dies gar nicht so selten vorkommt.
Besonders bei solchen Studien sollte der Student versuchen, so intensiv wie möglich mit dem Doktorvater zusammenzuarbeiten. Eine selbständige Einarbeitung in das Thema ist selbstverständlich. Dazu genügt nicht das Wissen aus dem betreffenden Hand-

buch. Sicherlich sehr nützlich für den Studenten ist es, wenn er in der Ambulanz die Anamnese und die Diagnose des ihn betreffenden Krankheitsbildes kennenlernt. Mehrmalige Teilnahme an klinischen Visiten ist ratsam. Erst wenn sich der Student durch diese Praxis und das Studium der einschlägigen neuesten Literatur sicher fühlt, sollte er – was bei klinischen Studien besonders notwendig erscheint – den vorläufigen Bericht abgeben. Nur so kann er sichergehen, daß er die Aufgabenstellung richtig verstanden und eingeordnet hat.

Erst danach sollte er mit der Auswertung der Krankenblätter beginnen. Ich betone hier ausdrücklich **Auswertung.**

Erst über längere Zeit Krankenblätter zu sammeln oder Befunde aufzulisten, um sie später auszuwerten, ist wenig sinnvoll. Von Anfang an sollten Strichlisten geführt werden und einfache Grafiken wie Häufigkeitsverteilungen angelegt werden. Dies verbessert den eigenen Überblick und erleichtert die Kommunikation mit dem Doktorvater.

Die meisten retrospektiven klinischen Studien kranken vor allem daran, daß die Studenten zu lange gar nicht ernsthaft versuchen, sich einen umfassenden Überblick über ihr spezielles Thema zu verschaffen. Es ist verständlich, wenn der Doktorvater dann unwillig reagiert und die Unterstützung geringer wird, besonders wenn es sich um in der Klinik überlastete erfahrene Ärzte handelt.

Der Student sollte sich völlig klarmachen, daß der Doktorvater nicht dafür da ist, ihm die notwendigen speziellen Kenntnisse beizubringen, die der Student aus der Fachvorlesung, den Fachbüchern und der laufenden Fachliteratur eigentlich wissen müßte.

Entscheidend ist eine gut geplante Statistik. Auch darüber muß sich der Student vorab selbst informieren. Es handelt sich hier um sogenannte „statistische Arbeiten".

Günstig ist es, sich vorher in der Biomathematik beraten zu lassen. Dort liegen häufig bereits für die meisten klinischen Fragestellungen entsprechende Programme (inklusive Erhebungsbögen) vor. Selbstverständlich kann man da nicht mit irgendwelchen unklaren Vorstellungen über die Erkrankung, deren Diagnose und Therapie hingehen.

Soll in einer klinischen Studie die Überlegenheit einer bestimmten Therapie geprüft werden (Erfolgskontrolle), so ist das nicht unabhängig vom behandelnden Arzt zu sehen. Bei Operationstechniken läßt sich dies besonders gut verdeutlichen. In allen Universitätskliniken arbeiten neben den erfahrenen Fachärzten auch junge Ärzte in der Ausbildung. Selbstverständlich ist deshalb die Erfolgs-

rate vom Können des Arztes abhängig. Dies sollte man in der Statistik mit berücksichtigen. Es sollte nicht unbedingt das Ziel sein, möglichst hohe Erfolgsraten verbuchen zu können. Extrem hohe statistische Erfolgsraten haben nur höchstqualifizierte, sehr erfahrene Ärzte oder Anfänger. Die ersteren, weil sie wirklich weit Überdurchschnittliches zu leisten vermögen und die letzteren, weil sie die Auswertung nicht exakt durchführen.
Also gehen Sie gut informiert, geplant und kritisch Ihre Arbeit an. Das Krankheitsbild sollte Ihnen gut vertraut sein. Nur so können Sie sicher sein, daß der Doktorvater Sie als Gesprächspartner ernst nimmt.

4.5. Tierexperimente

Tierexperimente zu besprechen bedeutet zur Zeit, ein heißes Eisen in die Hand zu nehmen. Leider ist die Öffentlichkeit so mißinformiert, daß es notwendig erscheint, hier einige grundsätzliche Bemerkungen voranzustellen.
Ernsthafte Medizin ist ohne verantwortungsvolle Tierexperimente nicht möglich. Dies gilt praktisch für alle Gebiete der Medizin. Man darf grundsätzlich keine neuen Operationstechniken sofort am Menschen ausprobieren. Hier geht es nicht um das technische Üben der Handgriffe, sondern um Heilungschancen. Desgleichen darf kein neuentwickeltes Chemotherapeutikum am Menschen angewandt werden, ohne daß seine Nützlichkeit und seine Nebenwirkungen in Tierversuchen hinreichend geklärt sind.
Hier sollte ein ganz entscheidender Satz zu dieser Thematik zitiert werden, den der Journalist Horst Stern am Ende seiner zweiteiligen Fernsehsendung zur Problematik der Tierversuche gesagt hat: „Franz von Assisi, der die Tiere als Brüder bezeichnete, hätte sicherlich keine Tierversuche durchgeführt. Er hätte aber mit derselben Konsequenz nie einen Arzt oder eine Klinik aufgesucht oder ein Medikament benutzt."
Für alle Tierversuche muß ein Antrag gestellt werden, den das zuständige Veterinäramt am Regierungspräsidium genehmigen muß. Zur Durchführung von operativen Eingriffen in Narokose an Tieren sind nur Ärzte, Tierärzte oder Zoologen berechtigt. Studenten dürfen nur unter ständiger Kontrolle durch den anleitenden Arzt arbeiten. Zudem wird der Zustand und die Haltung der Tiere

vom Veterinärmediziner der Klinik ständig überwacht. Über jeden Versuch muß sofort ein Protokoll angelegt werden. Auch dies wird regelmäßig überprüft.
Bei Verstößen gegen dieses Tierschutzgesetz (TSchG) kann das Regierungspräsidium Bußgelder von beachtlicher Höhe erheben. Es ist schon vorgekommen, daß aufgrund von Mißständen einer Institution für längere Zeit keine neuen Tierexperimente genehmigt wurden. Als Doktorand ist man dafür verantwortlich, auf dem speziellen Arbeitsgebiet alle Vorschriften exakt einzuhalten. Damit ist es zweckmäßig, das TSchG zu lesen.
Wenn der Student beauftragt wurde, die Narkose oder einen Teil des Eingriffs selbständig zu übernehmen, sollte er sich zuvor umfangreich informieren und sich mehrfach alle Einzelheiten anschauen und erläutern lassen. Er muß die Erlaubnis des Regierungspräsidenten besitzen. Nur wer die Narkose beherrscht, darf eine Erlaubnis erhalten. Jedes Tier, das in der Narkose stirbt oder bei dem der Eingriff nicht erfolgreich abgeschlossen wird, ist ein Tier zuviel. Außerdem muß jeder Mißerfolg im Protokoll ersichtlich sein.
Also bedenken Sie, wieviele Handgriffe auch an bereits verstorbenen Tieren geübt werden können. Wenn eine Narkose einmal nicht gelingen sollte, d.h., das Tier stirbt während des Versuches, können viele Techniken am noch warmen Tier geübt werden.
Also lassen Sie sich gut einweisen und belesen Sie sich. Üben Sie ausreichend. Das erspart Ihnen Ärger und Zeit.

4.6. Statistik

Die Statistik ist in vielen Büchern auch für Mediziner gut aufgearbeitet worden. Zusätzlich hat jeder Student die Vorlesung in Biomathematik besucht. Es erscheint also zunächst unnötig, hier ein Kapitel über Statistik zu schreiben. Da der Titel dieses Buches aber praktische „Anleitungen zur ..." heißt, erscheint es angebracht, die Scheu vieler Mediziner vor der Statistik abzubauen.
Für den Anfänger ist es zunächst einmal wichtig, sich die Zahlen zu veranschaulichen, indem er die Werte auf einem Zahlenstrahl abträgt. Die Beurteilung einer Verteilung oder das Erkennen von Ausreißern gelingt dabei wie von selbst.

Wie wichtig eine solche „simple Statistik" sein kann, soll an einem Beispiel aus eigener praktischer Arbeit dargestellt werden. Die Fragestellung war, ob sich anhand des unterschiedlichen Auftretens von Fluorescein in den Flüssigkeiten verschiedener Windungen der Cochlea der bis dahin nur optisch subjektive Eindruck unterschiedlicher Penetranz quantitativ analytisch bestätigen läßt. Der Doktorand legte eine Grafik vor. Sie enthielt die Mittelwerte der Messungen in Proben aus verschiedenen Windungen die durch Gefrierpräparationen aus beiden Cochleae gewonnen waren. Gleichzeitig waren Standardfehler und Standardabweichung grafisch und numerisch wiedergegeben. Der etwas traurig klingende Kommentar des Doktoranden dazu war: „Daraus läßt sich wohl nicht viel machen." Die Mittelwerte unterschieden sich in den verschiedenen Windungen. Die Standardabweichungen waren jedoch so groß, daß vorauszusehen war, daß der t-Test nicht signifikant ausfällt. Diese gewaltigen Standardabweichungen von etwa 50–60% des Mittelwertes schienen verdächtig, auch wenn die Exaktheit der Arbeitsweise der Studenten in Betracht gezogen wurde.

Der Doktorand sollte deshalb die Einzelwerte der Stichproben vorlegen. Die Zahlenreihen ließen auf zwei Häufungen schließen. Deshalb wurden alle Einzelwerte in die Grafik eingetragen und dabei linke und rechte Ohren mit verschiedenen Farben kenntlich gemacht. Jetzt **sah** auch der Student, daß es sich um zwei getrennte Wertegruppen handelte, die sich nicht überschnitten. Der gemeinsame Mittelwert lag genau dazwischen und somit außerhalb jeder der beiden Häufungen. Daraus wurde klar, daß beide Gruppen getrennt statistisch bearbeitet werden mußten. Der Variationskoeffizient lag bei beiden deutlich unter 30%, der Mittelwert lag für die rechte Cochlea doppelt so hoch wie für die linke und statistisch signifikant unterschieden. Jetzt konnten auch für rechtes und linkes Ohr getrennt der Unterschied zwischen einzelnen Windungen als signifikant berechnet werden.

Diese anekdotische Darstellung soll dem Anfänger zeigen, wie wichtig „simple Statistik" auf dem Zahlenstrahl sein kann.

Sind gepaarte Beobachtungen vorhanden, also z.B. links-rechts oder vorher-nachher, empfiehlt es sich, zwei Zahlenstrahlen senkrecht zu stellen und die Paare jeweils miteinander zu verbinden. Man erkennt sofort die Erhöhung oder Erniedrigung der Werte.

Der nächste Schritt ist der kontinuierliche Aufbau eines Histogramms. Dabei müssen die Gruppengrößen (Klassenbreiten) vernünftig geplant werden. Nützlich und übersichtlich ist es, wenn jeweils rechts und links der häufigsten Klasse zwei bis drei Klassen vorhandener Werte liegen. Zu Beginn genügt ein einfaches Rechenpapier (Mathematikheft). Man trägt auf der X-Achse für jedes Kästchen eine Klasse ab und trägt jede Beobachtung in Richtung der Y-Achse in das nächste freie Kästchen ein. Es genügt ein Kreuz. Besser ist es allerdings, wenn man seine Werte durch Kennziffern bezeichnet hat und diese in das Kästchen einträgt. Dies erleichtert spätere Kontrollen.

Arbeitet man mit zwei Stichproben, plaziert man die beiden Histogramme ineinander oder besser übereinander in der Mitte des Blattes. Diese Darstellung sollte möglichst von Anfang an kontinuierlich geführt werden. Man selbst hat dadurch ständig einen Überblick. Daneben eignen sich solche Darstellungen gut zur Vorlage beim Doktorvater bei den Besprechungen.

Sind verschiedene Faktoren zu korrelieren, legt man ein flächiges Diagramm an. Jede Achse wird einer Größe zugeordnet. Schon bald läßt sich die Korrelation sehen und beurteilen. Weitere Hinweise zur „darstellenden Statistik" finden sich in jedem Statistikbuch.

Berechnet wird in der Regel zunächst der Mittelwert (MW, $\bar{x}$, MV = mean value) und die Standardabweichung (SD = Standard Deviation) bzw. der Standardfehler (SE = Standard Error). Auch diese Werte sollte man sich grafisch darstellen. Leider sind die Studenten in der Beurteilung dieser Größen weitgehend ungeübt. Deshalb sollen die beiden Begriffe erläutert werden.

Die Standardabweichung (SD) ist ein Maß für die mittlere Abweichung der Einzelwerte vom Mittelwert oder für die Streuung der Einzelwerte.

Der Standardfehler (Standard Error of Means = SEM oder SE) ist ein Maß für die mittlere Abweichung des Mittelwertes oder für die Streuung des Mittelwertes oder für die Sicherheit des Mittelwertes.

Die Standardabweichung verändert sich bei Vergrößerung des Stichprobenumfanges nur geringfügig. Der Interessierte kann das auf einem kleinen Taschenrechner mit Statistikfunktionen leicht nachvollziehen. Man gibt eine Anzahl von Werten (etwa n = 10) ein und ruft den Mittelwert, die Standardabweichung und den Standardfehler ab. Dann gibt man in denselben saldierenden Speicher dieselben Werte zusätzlich ein und ruft wieder alle drei Werte ab. Die Standardabweichung ist nahezu gleich. Der Standardfehler aber ist deutlich kleiner geworden.

Das bedeutet, mit zusätzlichen Beobachtungen wird die Standardabweichung nicht geringer (die Streuung der Einzelwerte bleibt also konstant), aber der Standardfehler wird deutlich geringer, also die **Streuung** des Mittelwertes **kleiner,** also die **Sicherheit** des Mittelwertes **größer.**

Man sollte beim Lesen medizinischer Publikationen immer beachten, welche Abweichung angegeben ist. SD oder SE und dies auch beurteilen lernen.

Messungen an biologischem Material weisen häufig eine Standardabweichung (SD) um bis zu 30% des Mittelwertes auf. So etwas ist nicht ungewöhnlich. Der Standardfehler (SE) sollte aber deutlich kleiner sein als 30% des Mittelwertes.

Wenn die Standardfehler (SE) zweier Mittelwerte sich überschneiden, kann man fast sicher sein, daß ein t-Test keinen signifikanten Unterschied ergibt. Wenn die Standardabweichungen (SD) zweier Mittelwerte sich nicht überschneiden, kann der t-Test durchaus „erfolgreich" sein. Da fast jeder Mediziner einen Taschenrechner mit Statistikfunktionen besitzt, kann er bei Publikationen, bei denen die Signifikanz nicht angegeben wurde, den t-Test leicht selbst durchführen.

Kurz eine Bemerkung zur Beurteilung der eigenen Werte.

Ist der Variationskoeffizient (Standardabweichung in Prozent des Mittelwertes) sehr hoch, also zwischen 50 und 60%, sind folgende Möglichkeiten zu überprüfen: Die Verteilung ist stark unsymmetrisch oder es liegen zwei Häufungen vor oder die Stichprobe enthält wenige deutliche Ausreißer. Alle drei Faktoren erkennt man nach dem Abtragen der Einzelwerte auf einem Zahlenstrahl. Bei stark unsymmetrischer Verteilung muß eine andere Mittelwertsberechnung vorgenommen werden. Bei zwei Häufungen bildet man zwei Mittelwerte. Bei starken Ausreißern sollte man diese eliminieren. Ein sicheres und statistisch zulässiges Mittel dazu ist der Nalimov-Test. Der Korrektheit wegen gibt man in der Arbeit dann beide Mittelwerte an: den ursprünglichen und den, der nach Elimination der Ausreißer berechnet wurde.

Zur Beurteilung der Signifikanz von Unterschieden zwischen zwei Mittelwerten wird bei normal verteilten Stichproben der t-Test angewandt. Häufig wird vergessen, daß bei gepaarten Beobachtungen der Wilcoxin-Test wesentlich geeigneter ist. Für stark streuende Stichproben lassen sich auch unparametrische Rangtests anwenden. Die Einzelheiten zu diesen Tests sind in den entsprechenden Lehrbüchern oder Handbüchern gut erläutert. Hier sollten nur die einfachsten Anfänge erklärt werden, um den Einstieg in die medizinische Statistik zu erleichtern.

Eine Schlußbemerkung sei noch gestattet. Die Statistiker, von denen sich Studenten oder Assistenzärzte beraten lassen, fordern oft unrealistisch hohe Fallzahlen für die statistische Absicherung. Es ist und bleibt ein legitimes Interesse der Mediziner, auch bei geringen Fallzahlen möglichst gesicherte Aussagen machen zu können. Bei bestimmten seltenen Erkrankungen läßt sich die Zahl der Fälle nicht erhöhen, es sei denn, durch unrealistisch lange Beobachtungszeiträume. Hier ist der Biomathematiker gefordert, Testverfahren anzubieten, die dem dringenden Bedarf der Mediziner entsprechen.

5. Allgemeine Schlußbemerkung

Hier sind noch einmal die wesentlichen Hinweise zusammengefaßt, die für jede medizinische Arbeit Gültigkeit haben sollten. Sie betreffen deshalb gleichermaßen die Studenten und die Assistenzärzte.

5.1. Vor Beginn der Untersuchungen

- Jede wissenschaftliche Arbeit sollte mit einem intensiven Literaturstudium beginnen.
- Es ist notwendig, sich mit dem Thema weitestgehend vertraut zu machen.
- Klären Sie ab, ob Sie vor Beginn der eigentlichen Untersuchungen alle notwendigen praktischen Fähigkeiten beherrschen. Erwerben Sie sich Routine!
- Beschäftigen Sie sich vor Beginn der Untersuchungen mit der notwendigen Statistik.
- Lassen Sie sich von Statistikern oder Biomathematikern beraten.
- Schreiben Sie eine Zusammenstellung der Literatur und der geplanten Untersuchungen.
- Legen Sie dies dem Doktorvater oder einem erfahrenen Kollegen zur kritischen Diskussion vor.

Führen Sie einen Probelauf des gesamten Verfahrens mit einigen wenigen Experimenten oder Fällen durch. Damit können Sie absichern, ob Sie für alle einzelnen Schritte gerüstet sind. Wenn Sie feststellen, daß dies nicht der Fall ist, ist jetzt noch Zeit, sich entsprechend vorzubereiten oder eventuell den Plan zu ändern.
- Führen Sie gegebenenfalls einen weiteren Probelauf durch.
- <u>Fertigen Sie sich einen exakten systematischen Plan über den Ablauf der Arbeit an.</u>

- Dieser Plan sollte genaue Zeitvorstellungen enthalten.
- Erkundigen Sie sich rechtzeitig, wann der Doktorvater nicht erreichbar ist (Urlaub, Kongresse). Klären Sie ab, wann das Personal, das ihnen hilft, in Urlaub geht. Gestalten Sie Ihren Arbeitsplan entsprechend.
- Bestellen Sie alle notwendigen Materialien rechtzeitig. Beachten Sie dabei die Urlaubszeit.
- Arbeiten Sie alle Ergebnisse von Anfang an kontinuierlich statistisch auf. Man benötigt diese regelmäßige Kontrolle, um eventuell gleich korrigieren zu können, falls systematische Fehler auftreten.
- Besprechen Sie Ihre Ergebnisse regelmäßig mit einem erfahrenen Kollegen bzw. dem Doktorvater.
- Bereiten Sie sich auf diese Besprechungen ernsthaft vor. Notieren Sie Fragen und Unklarheiten sofort, wenn sie auftauchen und verwenden Sie eine solche Liste bei den Besprechungen. Nichts ist unangenehmer als ein Gesprächspartner, der sich nicht richtig vorbereitet hat und den Eindruck erweckt, als wisse er selbst nicht so genau, was er will.
- Berücksichtigen Sie Ratschläge und überdenken Sie Kritik. Es ist gar kein wissenschaftlicher Stil, jede kritische Bemerkung gedanklich gleich in den Fäkalbereich abzuschieben.
- Bedenken Sie rechtzeitig, daß Sie zur Dokumentation meistens Bildmaterial benötigen. Machen Sie Ihre Entwürfe zu Grafiken stets selbst.
- Lesen Sie während der Untersuchungen wenigstens die betreffenden Artikel in der neuesten Fachliteratur und bestellen Sie gegebenenfalls Sonderdrucke.
- Beginnen Sie noch im Verlauf der Untersuchungen mit der schriftlichen Abfassung. Insbesondere der Teil „Material und Methoden" schreibt sich am leichtesten, wenn man noch damit umgeht.

Jeder, der diese Ratschläge beherzigt, wird im Verlauf und beim Abschluß der Arbeit keine größeren Probleme haben.
Es bleibt nur noch zum Abschluß ein in Anlehnung an einen beliebten Bundespräsidenten abgewandelter Satz: „Nun forscht mal schön!"

5.2. Vor der Abgabe der Arbeit

Lesen Sie die gesamte Arbeit vor der Abgabe noch einmal durch und überprüfen Sie dabei noch einmal:
- Sind die Abbildungen ausreichend beschriftet?
- Sind die Legenden zu den Abbildungen verständlich?
- Sind die Abbildungen und Tabellen im Text an der richtigen Stelle erwähnt? (Auch in der Diskussion?)
- Ist die Zusammenfassung so klar geschrieben, daß auch ein anderer die gesamte Arbeit verstehen kann?
- Sind die Literaturzitate im Text korrekt?
- Ist das Literaturverzeichnis in Ordnung?
- Stimmen Inhaltsverzeichnis und Textüberschriften überein?
- Sind die Seitenangaben korrekt?
- Ist die Zeichensetzung in Ordnung?
- Stimmt die Orthographie?

Nehmen Sie bitte alle diese Punkte ernst!
Falls sich in der abgegebenen „Erstschrift" zu viele Fehler finden, müssen Sie sich den Vorwurf gefallen lassen, daß Sie unordentlich geschrieben haben. Es ist naheliegend, daß dann auch Schlußfolgerungen auf Ihre Arbeitsweise bei den Untersuchungen gezogen werden. Anscheinend wird in den Schulen wenig Wert auf die korrekte Darstellung von Sachverhalten gelegt. Rechtschreibung und Zeichensetzung sind bei manchen Manuskripten katastrophal. Ein Student, der den Titel eines Doktors tragen will, sollte in der Lage sein, ein Manuskript von 20–40 Seiten fehlerfrei abzugeben. Mit einem fehlerhaften Manuskript können Sie Ihren Doktorvater sehr ärgern. Wollen Sie sich sein Wohlwollen verscherzen?

6. Anhang

6.1. Erfahrungen mit einer medizinischen Doktorarbeit nach dem Examen (von Ulrich Pfeil)

„Die Dissertation begann ich während des Studiums, allerdings erst im dritten oder vierten klinischen Semester. Es handelte sich um eine experimentelle Arbeit, die im Versuch dadurch sehr interessant war, daß mikrochirurgische und technische Probleme zu bewältigen waren. Die Versuche waren nach kurzem Einlesen in die Problematik auch schon bald innerhalb zweier Semester zu unserer Zufriedenheit beendet.

Anschließend folgten die Auswertung der Ergebnisse und das restliche Literaturstudium. Hier hatte der anfängliche Eifer schon ein wenig gelitten, da ja in der Regel der hier zu bewältigende Stoff bei weitem nicht mehr so interessant ist wie die Experimente.

Nun stand ich jedoch zusätzlich kurz vor dem zweiten Teil des Staatsexamens. Da man ja aber nur noch schätzungsweise drei bis vier Wochen intensiver Zeit benötigte, sollte die Prüfung und das Praktische Jahr der Doktorarbeit wegen nicht verschoben werden. Zunächst war im PJ an ein kontinuierliches Weiterarbeiten an der Dissertation gedacht, was dann aber durch die Tätigkeit im Praktischen Jahr fast auf den Nullpunkt absank.

In der ersten Hälfte des Jahres hatte ich aus lauter Interesse am ersten klinischen Wirken vieles nachzulesen. Während des restlichen Jahres war dann schon wieder der Prüfungsdruck für Lektüre außerhalb der Dissertation verantwortlich.

Danach kam schon Prüfung und Approbation, und danach hatte ich sämtliche Bücher zunächst einmal für zwei Wochen aus verständlichen Gründen verbannt. Während dieser Zeit wurden allerdings schon wieder Pläne geschmiedet und Bewerbungsschreiben fürs nächste Jahr verschickt. Nun kam endlich der lang ersehnte Urlaub.

Frisch gestärkt ging es nach dem Urlaub wieder nach langer Zeit an die Dissertation.

Es gab ein böses Erwachen, als ich dann feststellen mußte, was in dieser Zeit alles vergessen war. Um mich wieder in dem jetzt mindestens ein Jahr alten Stoff zurechtzufinden, die Gedankengänge von damals wieder aufzunehmen, um wieder einen Ausgangspunkt zu finden, verging eine ganze Woche.
Als dann gerade wieder von Produktivität gesprochen werden konnte, kamen erneut so wichtige Dinge, wie das Schneiden der Urlaubsfilme und das Rahmen der Dias, denn die Verwandten und Bekannten wollten natürlich wissen, wo man sich aufgehalten hatte. Aber für die Doktorarbeit hatte ich ja noch drei Monate Zeit. Zur großen Überraschung wurde mir dann eine Stelle angeboten, die mir gut gefiel; der Chefarzt stellte nur eine Bedingung: Anstelle erst nächstes Jahr zu beginnen, müßte ich in den nächsten Tagen schon anfangen!
Also liegt die zu $^4/_5$ fertige Arbeit schon wieder rum!
Der Tagesablauf, vor allem beim Anfänger und in den operativen Fächern, ist so vollgepackt, daß man abends nach meist etlichen Überstunden keinerlei Lust hat, noch kreativ tätig zu sein. Zusätzlich kommen die Nachtdienste und Wochenenddienste, die an der kostbaren Freizeit knabbern.
Das geht so weit, daß man früher Undenkbares tut (z.B. repariert man das Auto nicht selbst, sondern bringt es in die Werkstatt). Spätestens jetzt wird sich jeder fragen, ob da nicht doch noch ein paar Stündchen für die Doktorarbeit abzuwacken wären? Doch, das geht schon! Jedoch erst nachdem man Dinge, die man in der Klinik nicht richtig verstanden hat oder die man dort wissen sollte, nachgelesen hat. Dann ist sicher noch am letzten Gutachten etwas auszufeilen oder ähnliches zu erledigen.
Wenn man dann aber ein paar Stunden Zeit gefunden hat, dann wäre es z.B. prima, wenn dann auch noch gleich der mit viel Geduld ausgestattete Doktorvater zu diesem Zeitpunkt erreichbar wäre. Meist kommt dann auch noch die Anfahrt zwischen Wohnung und Klinikort und der Uni dazu.
Trotzdem sieht man, daß es ganz langsam vorangeht. Jetzt sieht man aber auch, daß, je länger man sich Zeit nimmt, desto mehr neue Literatur zum Thema erscheint.
Als sich dann bei mir doch noch immer wieder ein Stückchen einschieben ließ, erschien ein Übeltäter, der sämtlichen wissenschaftlichen Werken den Garaus machte – mein Sohn!
Wieder ein halbes Jahr Pause!
Anschließend kam der erste Stellenwechsel, man hat ja auch noch seine Ausbildung zu machen. An der neuen Stelle gab es dann

wieder die üblichen Anlaufschwierigkeiten mit häufigem Nachlesen. Und immer noch ein geduldiger Doktorvater, den ja schließlich nicht jeder hat!
Jetzt wird es allerdings brenzlich, denn es meldet sich schon der zweite Nachwuchs, nun hilft nur noch, einen Urlaub zu opfern, was ich im Moment tue. Denn wenn der neue Sprößling da ist und die Arbeit noch nicht beendet, sehe ich schwarz für einen Doktortitel.
Übrigens hatte ich während der Versuche eine Leidensgenossin, die jetzt mit ähnlichem Ausbildungsstand ebenfalls mit Kind noch an der Dissertation arbeitet."

Empfehlung:

1. Die Dissertation so früh wie möglich beginnen. Die Arbeit hat in der Regel absolut nichts mit dem späteren Klinikalltag zu tun.
2. Wenn doch später begonnen wurde, lieber ein oder zwei Semester anhängen,
3. Falls doch schon das Examen gemacht wurde – keine Bewerbungen losschicken, bevor die Arbeit abgegeben ist.

6.2. Kriterien zur Quantifizierung der Lebensqualität (nach Karnofsky)

Hauptklassen	Stufen	Beschreibung der Lebensqualität
In der Lage, normale Aktivität auszuüben; keine spezielle Pflege notwendig	100%	Keine Beschwerden, keine Evidenz der Erkrankung
	90%	In der Lage, normale Aktivität auszuüben; geringe Zeichen oder Symptome der Erkrankung
	80%	Normale Aktivität mit Erfolg ausführbar, aber deutliche Zeichen oder Symptome der Erkrankung
Nicht in der Lage zu arbeiten; das Leben zu Hause ist möglich; Pflege kann zum größten Teil selbst durchgeführt werden, zum Teil ist Hilfe notwendig.	70%	Pflegt sich selbst, ist aber nicht in der Lage, eine normale Aktivität auszuüben oder aktiv zu arbeiten
	60%	Benötigt gelegentlich Mithilfe, ist aber in der Lage, die meisten persönlichen Bedürfnisse selbst zu verrichten.
	50%	Benötigt Pflege und häufig allgemeine medizinische Betreuung
Nicht in der Lage, sich selbst zu pflegen; Spitalpflege ist notwendig; die Erkrankung kann rapide fortschreiten	40%	Nicht mehr in der Lage, sich selbst zu pflegen; benötigt spezielle medizinische Pflege und Hilfe
	30%	Schwere Hilflosigkeit; Hospitalisation ist angezeigt; tödlicher Ausgang noch nicht drohend
	20%	Sehr krank; Hospitalisierung notwendig; aktive Pflege ist notwendig
	10%	Moribund; fataler, rascher Fortschritt der Erkrankung
	0%	Tot

6.3. Abbildungen 1–5:

Diese Graphiken zeigen jeweils den prozentualen Anteil derjenigen Hochschulabsolventen verschiedener Fachbereiche, die ihr Studium mit einer Promotion beenden. 100% entspricht dabei der Gesamtzahl der Absolventen des jeweiligen Fachbereichs.

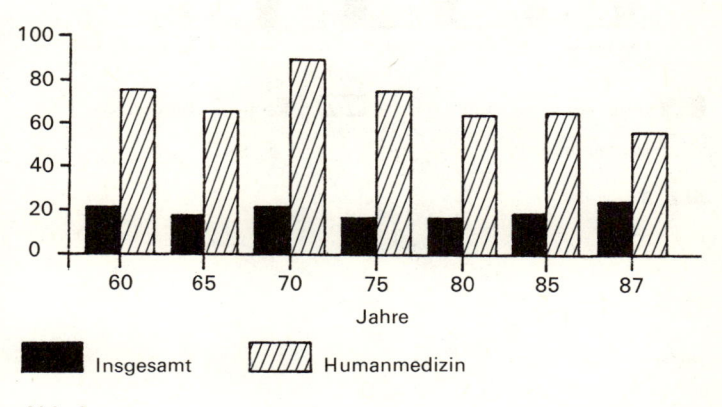

Abb. 1

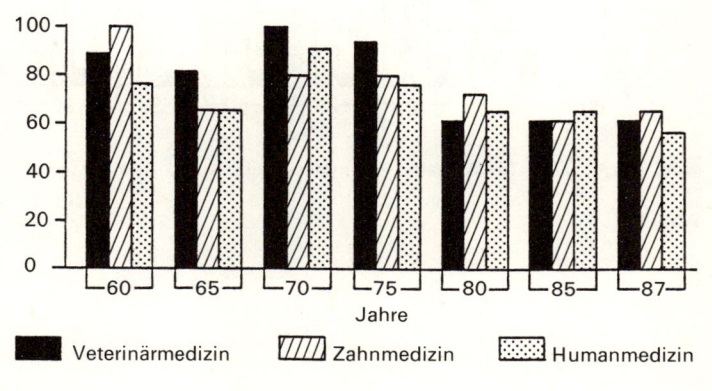

Abb. 2

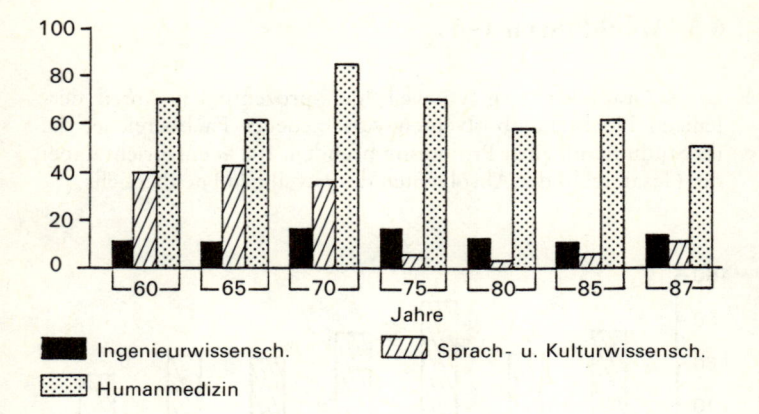

Abb. 3

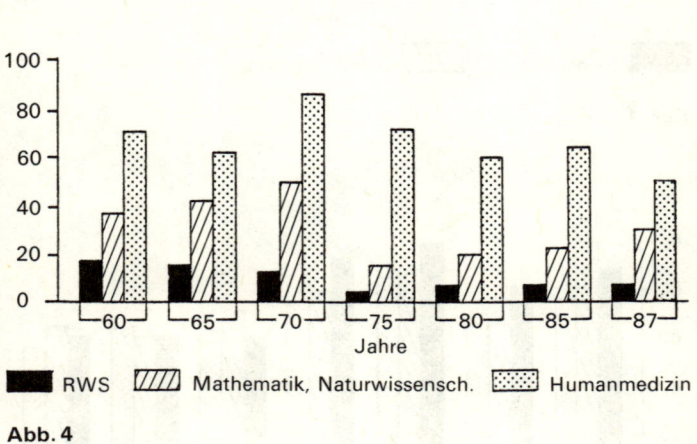

- Ingenieurwissensch.
- Sprach- u. Kulturwissensch.
- Humanmedizin

Abb. 4

- RWS
- Mathematik, Naturwissensch.
- Humanmedizin

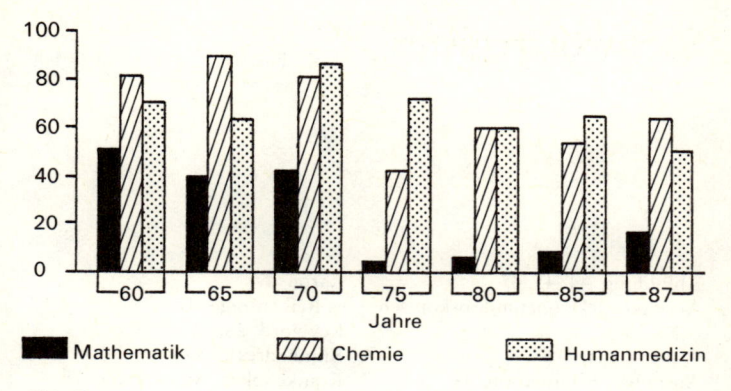

Abb. 5

■ Mathematik   ▨ Chemie   ▨ Humanmedizin

Sachwortregister

Abbildung 44, 45, 47
Artefakt, elektronenmikroskopisch 71
–, histologisch 67
Ausreißer, Elimination 84

Bericht, schriftlicher 22
Bezugsquelle 44
Blindwert, Enzymhistochemie 63
–, Immunhistochemie 65

Computer-Literatursuche 30
Current contents 28

Danksagung 52f.
DIMDI 30, 33
Doktorarbeit, Seitenzahl der 40
Doppelblindstudie 77
Drittmittel 53

Erhebungsbogen 79
et al. 42

Flächenbestimmung 75
Fluoreszenz, unspezifische 64
Forschung, Ziel der 36
Foto 45
Freisemester 18
Fußnotenverwaltung, automatische 42

Histogramm 82
Histologie, Vergrößerung 70

Index Medicus 28

Kartei 37
–, Reihenfolge 37
Keyword 28, 33
Klinikadresse 30
Krankenblatt, Auswertung 79

Lebenslauf 52f.
Legende 45
Lesbarkeit 41, 43, 49
Literatur, irrelevante 42
Literatursuche 26–34

Merkblatt 21
Morphometrie, Treffermethode 75

Neuerung, methodische 24

Originalarbeit, neueste 35
Originalität 39

Pathohistologie 66
Pathologie, submikroskopische 74
Pflichtexemplar 53
Photometer 60
Pilotprojekt 19, 46
Pipettieren 60
Probe, biologische 60
–, Veränderung 60
–, Verdunstung 61
Probelauf 23, 86
Publikation, passende 37
–, wesentliche 41

Sammlung von Doktorarbeiten 20
Schlüsselwort 28
Science Citation Index 29
Semester, zusätzliches 18
Serie, ähnliche Themen 20
Sonderdruck 37
—, Anforderungskarte 37
Sprachstil 55
Standardabweichung 83
Standardfehler 83
Standard, interner 61
Statistik, Ausreißer 84
Synonyma, technische 56

Tierschutzgesetz 81
Titelseite 52f.
Topochemie 63

Übung der Methode 59
Übung, praktische 25

Widmung 52f.

Zahlenstrahl 81
Zeitdruck 21
Zeitschrift, Abkürzung 52
Zentralblätter 28
Zitat 34
Zitat, Buchzitat 51
Zitat, Zeitschriftenzitat 51
zitieren 34
Zitier-System 42
Zwischenauswertung 61

Kohlhammer

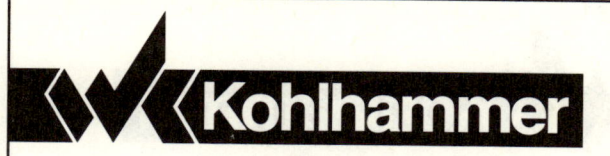

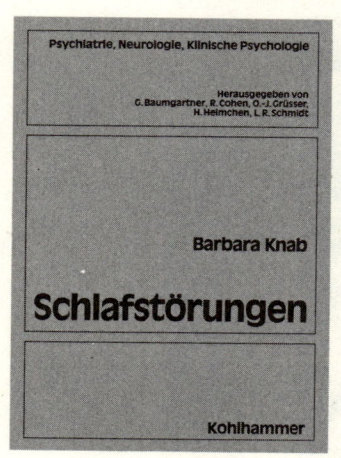

Barbara Knab
Schlafstörungen
Mit einem Geleitwort von
Rolf R. Engel
1989. X, 108 Seiten mit
7 Abbildungen und 6 Tabellen
Fester Einband DM 49,80
ISBN 3-17-010244-3
Reihe Psychiatrie, Neurologie,
Klinische Psychologie

Schlafstörungen sind eine Volkskrankheit. Etwa 30 % aller Erwachsenen leiden gelegentlich oder dauernd darunter, und viele suchen daher professionelle Hilfe.
Die Autorin beschreibt zunächst grundlegende wissenschaftliche Ergebnisse über den Schlaf des gesunden Menschen. Einer Darstellung von Epidemiologie und Diagnose-Systemen gestörten Schlafs folgen Befunde über Schlafstörungen, wie sie z. B. im Rahmen psychiatrischer, neurologischer oder allgemeinmedizinischer Erkrankungen auftreten. Ein eigenes Kapitel ist den „primären" und den in der Kindheit bzw. im Alter typischen Schlafstörungen gewidmet. Die Beschreibung eines in der Praxis bewährten Vorgehens bei Diagnostik, Beratung und Behandlung, die auch Ergebnisse der Arzneimittel- und Psychotherapieforschung beinhaltet, rundet dieses kompakte Grundlagen- und Anwendungswerk ab.

Kohlhammer Verlag   Postfach 80 04 30
W. Kohlhammer   7000 Stuttgart 80

Kohlhammer

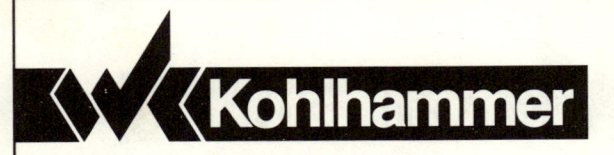

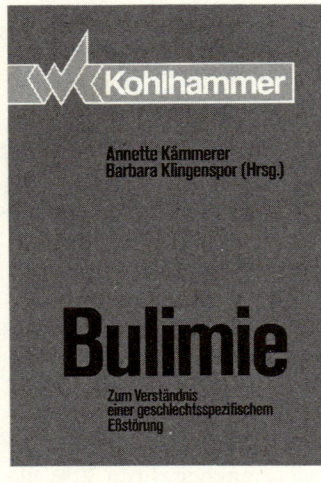

A. Kämmerer
B. Klingenspor (Hrsg.)

Bulimie

Zum Verständnis einer
geschlechtsspezifischen
Eßstörung
1989. 176 Seiten mit
6 Abbildungen
Kart. DM 69,80
ISBN 3-17-010624-4

Am Ende des zwanzigsten Jahrhunderts ist Schlankheit für die Menschen in westlichen Industrienationen zur Idealvorstellung vom Körper geworden. Aber das mächtige Schlankheitsideal fordert seinen Preis. Einer davon ist die weite Verbreitung einer zuvor kaum bekannten Eßstörung, genannt Bulimie. Die auch als Eß-Erbrech-Störung bezeichnete Symptomatik betrifft fast ausschließlich Frauen und hat sich in den letzten Jahren zu einem virulenten Problem ausgeweitet.

Internationale Autorinnen und Autoren erklären das Zusammenspiel psychologischer, soziologischer und auch medizinischer Komponenten dieser Symptomatik. Sie wenden sich an alle, die mit dieser Eßstörung beruflich zu tun haben, aber auch an Studierende dieser Fächer und schließlich an die betroffenen Frauen selbst.

Kohlhammer Verlag W. Kohlhammer Postfach 80 04 30 7000 Stuttgart 80